Der Königsweg zu Gesundheit und hohem Alter

Der Königsweg zu Gesundheit und hohem Alter

Plädoyer für
ein besseres Leben

Dr. Georg Meinecke

Hinweis:
Der Inhalt der Schrift ist nach bestem Wissen und Gewissen verfaßt, ausgewählt und wiedergegeben. Er soll der Leserin und dem Leser die Wahrheit erkennen lassen und ihm bei Befolgung der Wahrheit großen gesundheitlichen Nutzen bringen. Indessen übernimmt der Autor keinerlei Haftung für Schäden irgendwelcher Art, die sich direkt oder indirekt bei der Nahrungsumstellung oder ihrer Anwendung ergeben, da er weder Arzt noch Ernährungsberater ist, das Ausmaß und die Folgen stattgefundener Ernährungsentartung im Einzelfall nicht kennt und nicht verantwortet.

Erscheinungsjahr und Ort: 2002 in Köln
Herstellung: Books on Demand GmbH
Gutenbergring 53
D – 22848 Norderstedt
Umschlaggestaltung: Autor
Bild: Umberto Boccioni „Dynamik eines Fußballspielers“ 1913, New York Museum of Modern Art
Printed in Germany
ISBN: 3-8311-4199-1

Zur Person des Autors:

Dr. jur. Georg Meinecke, geboren 1926 in Arnsberg/Westfalen, verbrachte seit 1957 sein Berufsleben als Rechtsanwalt in Köln. Er hatte zuvor die Kieler Gelehrtenschule, die Luftkriegsschule I in Dresden besucht, war nach dem Krieg in russische Gefangenschaft geraten, hatte sein Abitur mit anderen Kriegsteilnehmern auf dem Schloß in Plön nachgeholt und danach Rechts- und Staatswissenschaften in Göttingen studiert. Seine Referendarzeit verbrachte er in Schleswig-Holstein. Nach dem Assessorexamen beim Oberlandesgericht in Hamburg war er als Anwaltsassessor in Lübeck tätig. Sein Engagement und Erfolg als Rechtsanwalt in Köln führten u.a. dazu, daß er mit von ihm geführten Prozessen Mitte der siebziger Jahre zum Vorbild der von 11 Millionen Menschen gesehenen und danach wiederholt ausgestrahlten 39teiligen ZDF-Fernsehserie „Der Anwalt" avancierte.

Danach spezialisierte er sich auf die Beratung und Vertretung behandlungsfehlergeschädigter Patienten oder deren Hinterbliebene und war in Tausenden derartiger Mandate gegen Ärzte und Krankenhäuser tätig. In dem 1998 in London unter dem Chefredakteur John Pritchard herausgegebenen „Handbuch Deutscher Anwaltskanzleien", in welchem 400 führende Kanzleien in Deutschland vorgestellt werden, heißt es zu seiner Praxis, in der inzwischen seine Söhne sein Lebenswerk fortgesetzt haben u.a.: „Seniorpartner Dr. Georg Meinecke gilt seit Jahrzehnten als einer der bekanntesten „Patientenanwälte“ der Republik .... Nahezu ausschließlich werden durch Behandlungsfehler geschädigte Patienten bei der Durchsetzung von Schadensersatzansprüchen gegen Ärzte, Krankenhäuser und Pharmafirmen vertreten. Von dieser Sozietät erstrittene Grundsatzurteile haben das einst kaum ausgeformte Arzthaftungsrecht zu strukturieren geholfen .... Die starke Ausrichtung der Praxis auf diesen Bereich, die sich auch in einer entsprechenden Medienpräsenz widerspiegelt, erlaubt es den drei Anwälten, etwa 1000 Arzthaftungsfälle zugleich zu bearbeiten.“

Seinen Lebensabend füllt der Autor inzwischen u.a. mit schriftstellerischer Tätigkeit und in diesem Zusammenhang auch mit der Beantwortung genereller Fragen, wie z.B.: Was sind die Ursachen von Gesundheit und Krankheit? Welches sind die generellen Fehler der Schulmedizin, usw.?

Zum Buch:

Als Rechtsanwalt, der Tausende von Patienten oder deren Hinterbliebene in tatsächlichen oder angenommenen Behandlungsfehlerfällen gegen Ärzte und Krankenhäuser beraten und vertreten hat, erkannte der Autor hinter dem Wirken der Ärzte, das vordergründig meist nur der nebenwirkungsreichen Behandlung von Krankheitssymptomen, nicht der Heilung der Krankheitsursachen dient, was die wesentliche Ursache aller chronischen, degenerativen Krankheiten und deren Heilung ist: Die Verletzung der kosmischen Ordnung im Bereich der Ernährung des menschlichen Körpers bzw. deren Wiederherstellung und Einhaltung mit der Folge strahlender Gesundheit und der Möglichkeit eines krankheitsfreien, hohen Alters.
Nachdem er dies aufgrund der gewonnenen Erkenntnisse gemeinsam mit seiner Frau persönlich jahrelang mit all seinen positiven Folgen praktiziert und ausgetestet hatte, verfaßte er diesen Wegweiser. Sein Ziel ist es, dem Leser zu helfen, auf diesem Gebiet die Wahrheit zu erkennen. Dabei führt er ihn wohlüberlegt in einer Komposition von Zitaten von Autor zu Autor, die mit ihren authentischen Erkenntnissen und Zeugnissen seit Jahrzehnten dieses Feld überzeugend vorgepflügt und beackert haben.

Gewidmet all denen,

die gesund bleiben oder werden und ohne Krankheiten bei strahlender Gesundheit alt werden wollen.

Thomas Alva Edison (1847 - 1931)

US-amerikanischer Erfinder: „Der Arzt der Zukunft wird keine Medizin mehr verschreiben, er wird seine Patienten von der Pflege des menschlichen Körpers, von der richtigen Ernährung überzeugen und Ursachen von Krankheiten und Vorbeugungsmöglichkeiten aufzeigen."

Gottes Schöpfung ist vollkommen, so vollkommen wie Gott selbst vollkommen ist. Die Richtigkeit dieser Erkenntnis kontrolliert sich u.a. unschwer auch daran, dass jedes tierische Lebewesen auf dieser Erde in ausreichendem Maße die Nahrung findet, die sein Körper - eben sein Körper und kein anderer Körper - braucht. Wir wissen, dass das Tier in freier Wildbahn - nicht das der Gewalt des Menschen unterworfene Haus-, Zoo- oder sonst domestizierte Tier - das nach seinem Instinkt die für seinen Körper benötigte und passende Nahrung findet und frißt, frei von Krankheiten bleibt, die den Menschen heimsuchen, wie z.B. Erkältungen und Grippe, Arthritis und Arthrose, hoher Blutdruck und Diabetes, Herzkrankheiten und Herzinfarkt, Leberkrankheiten und Leberzirrhose, Haut- und Geschlechtskrankheiten, wie z.B. Syphilis oder Genitalherpes,

TBC, kaputte Zähne, Krebs, Aids, Osteoporose, Alzheimer, usw., usw.
Wir wissen, dass das in freier Wildbahn lebende Tier in der Regel in einem gesunden Körper das ihm von der Schöpfung zugemessene Alter erreicht, auf die Existenz eines milliardenschweren Gesundheitswesens mit Krankenhäusern, Kuranstalten, Rehabilitationszentren, Ärzten zahlreicher Fachrichtungen, chirurgischen und medikamentösen Behandlungen - von Bestrahlungen und Chemotherapie ganz abgesehen - nicht angewiesen ist. Es braucht keine Brillen, Stöcke, Krücken oder gar Rollstühle, keine Bypässe oder künstliche Hüftgelenke, keine Ersatz-Herzen oder Nieren. Kurzum: Es sieht sich - frei von Krankheiten - nicht gezwungen, zu versuchen, im Interesse der Gesundheit seines Körpers Gottes Schöpfung und damit Gott selbst auf medizinischem Wege ständig und ununterbrochen Nachhilfeunterricht zu erteilen! Gottes Schöpfung ist vollkommen. Nachhilfeunterricht durch den Menschen bedarf Gottes Schöpfung und damit Gott selbst nicht.
Von diesen Prämissen ausgehend, liegt es nahe zu fragen, ob es die jeweils artgerechte Ernährung des Körpers ist, die den Körper der Lebewesen auf dieser Erde auf Lebenszeit gesund und krankheitsfrei erhält, das ihm zugemessene Alter erreichen läßt und ob allein der Mensch aus der natürlichen Ordnung, aus der auch für ihn vollkommenen Schöpfung Gottes, herausgefallen ist. Daran knüpft sich dann unschwer die Frage, ob das - was heute die gigantische Nahrungsmittelindustrie als Nahrung für uns Menschen produziert und vertreibt, die unserem Körper von der Natur, von der

Schöpfung her vorgesehene Nahrung ist oder nicht? Mit dieser Frage befaßte sich z.B. der indische Weise **Sri Yukteswar** (1855 - 1936) in seiner Schrift "Die heilige Wissenschaft", in der er sich u.a. auch mit der Erlösung des Menschen von seinen Leiden, deren Ursache die Unwissenheit ist, beschäftigt. Um die dem Menschen naturgemäße Ernährung zu erkennen, müsse man sein Augenmerk auf die Bildung der Zähne und des Verdauungskanals lenken. Danach scheide der Mensch als fleischverzehrendes Lebewesen aus. Weder verfüge er über das Gebiß fleischfressender Tiere noch über deren kurzen Verdauungskanal, gemessen vom Maul bis zum After, der drei- bis fünfmal so lang ist wie ihr Körper und gewährleiste, daß die Nahrung aus dem Körper ausgeschieden werde, bevor sie in ihm infolge eines zu langen Verdauungskanals zu faulen, zu verwesen und damit zu stinken beginne. Auch gleiche das Gebiß des Menschen nicht demjenigen der alles fressenden Tiere, wie z.B. beim Bären, bei denen die Schneidezähne denen der pflanzenfressenden und die Eckzähne denen der fleischfressenden Tiere gleichen würden. Der Mensch verfüge aber auch nicht über die Zähne der pflanzenfressenden Tiere, deren Schneidezähne auffallend stark entwickelt seien wie z.B. bei den Pferden, deren Eckzähne aber verkümmert seien, obgleich sie sich gelegentlich - wie beim Elefanten - zu Waffen entwickelt hätten. Indessen hätten die Backenzähne eine breite Kaufläche und seien nur an den Seiten mit Schmelz überzogen.

Lediglich bei den fruchtfressenden Tieren seien alle Zähne von ziemlich gleicher Höhe, die Eck-

zähne ein wenig vorstehend, kegelförmig und stumpf (offensichtlich nicht für das Ergreifen von Beute sondern für kraftvolles Kauen gedacht). Die Backenzähne hätten eine breite Kaufläche, die mit Schmelzfalten versehen seien, um Nahrungsverlust, der durch die seitlichen Kaubewegungen entstehen würde, zu vermeiden. Sie seien jedoch nicht zugespitzt, um das Kauen von Fleisch zu erleichtern. Die Eingeweide der pflanzenfressenden Tiere seien 20 bis 28 mal so lang wie ihr Körper und ihr Magen sei länger und komplizierter gebaut als bei den fleischfressenden Tieren. Die Eingeweide der fruchtfressenden Tiere seien 10 bis 12 mal so lang wie ihr Körper, ihr Magen sei etwas breiter als derjenige der fleischfressenden Tiere und habe eine Verlängerung am Zwölffingerdarm, die die Aufgabe eines zweiten Magens erfülle. Genau die selbe Bildung würde sich beim Menschen finden, wenn auch die Anatomie lehre, dass die Eingeweide des Menschen drei bis fünf mal so lang wie sein Körper seien. Die Anatomie begehe dabei den Irrtum, den Körper vom Scheitel bis zur Sohle anstatt vom Mund bis zum Darmausgang zu messen. Deshalb könne aus den Kauwerkzeugen und der Art und Länge des Verdauungskanals die Schlußfolgerung gezogen werden, dass der Mensch als ein früchteessendes Lebewesen geschaffen sei.
Dieses Ergebnis lasse sich auch daran kontrollieren, dass die fleischfressenden Tiere beim Anblick ihrer Beute wie verzückt sind. Ihre Augen begännen zu funkeln. Sie würden ihre Beute im Sprung packen und begierig das herausspritzende Blut auflecken. Das pflanzenfressende Tier hingegen

ließe selbst seine natürliche Nahrung unberührt stehen, wenn diese nur mit ein wenig Blut besprenkelt sei. Sein Geruchs- und Gesichtssinn würden es zu Gras und anderen Kräutern hinlenken, die es mit Genuß verzehre. Und ebenso erkenne man, dass die fruchtfressenden Tiere durch ihre Sinne stets zu den Früchten der Bäume und Felder hingezogen würden. Auch bei allen Menschenrassen ließe sich beobachten, dass ihre Sinne (Geruch, Gehör, usw.) sie niemals dazu veranlassen würden, ein Tier zu schlachten. Sie könnten nicht einmal den Anblick des Tötens ertragen. Aus diesem Grunde würden die Schlachthäuser möglichst weit draußen vor der Stadt angelegt. Oft bestehe sogar eine strenge Vorschrift, die unbedecktes Transportieren von Fleisch verbiete. Fleisch könne daher als die natürliche Nahrung des Menschen nicht angesehen werden, wenn sich sowohl seine Augen als auch seine Nase heftig dagegen sträuben würden - es sei denn, dass man sie durch Zutaten wie Gewürze, Salz, Zucker, usw. täusche.

Völlig unabhängig davon waren viele Wissenschaftler, wie z.B. der berühmte deutsche Naturforscher Ernst Haeckel (1834 – 1919) zu der Erkenntnis gelangt, daß der Mensch ausweislich seines Körpers und dessen Funktionen als Früchteesser – nicht als Konsument einer „ausgewogenen“ gutbürgerlichen Mischkost geschaffen worden ist.

Gustav Schlickeysen (1843 - 1893) führte in seinem Buch "Blut oder Frucht" mit dem Untertitel "Die Erlösung des Menschen und seine Versöhnung mit sich, Natur und Gott" u.a. aus:

"Anthropologie, Zoologie, Anatomie, Physiologie und Morphologie, Embryologie und Paläontologie, Ontogenie und Phylogenie, Ökologie und Chorologie, Selektions- und Deszendenz-Theorie, wie überhaupt das gesamte Material einer wissenschaftlichen Diätik sprechen es nur zu laut und deutlich aus: **Der Mensch ist ein Fruchtesser!** Das heißt, die Natur weist den Menschen durch seine genealogische und embryonale Entwicklung, durch seinen anatomischen Bau und seine physikalischen Funktionen, durch seine diätische Befähigung und sein instinktives Gefühl, durch sein moralisches Bewußtsein und seinen Verstand, durch die Ökonomie des Naturhaushalts und durch seine Beziehungen zum Pflanzenwachstum auf die Früchte der Bäume und Pflanzen als auf seine natürliche Nahrung an, und weder die Not noch die Gewohnheit oder die Kultur ist imstande, die **Wirkung** dieses Gesetzes aufzuheben, zu mildern oder zu neutralisieren. Auch ist sein Körper nicht fähig, ohne Nachteil für seine Gesundheit und seine ganze Individualität für sich und seine Gattung und seine Widerstandsfähigkeit im Kampfe um das Dasein, eine andere Nahrung als die naturgemäße zu ertragen."

Gustav Schlickeysen erkannte auch:

"Der Ursprung alles Gemeinen im Menschen ist die Häßlichkeit seiner Ernährung."

Viele große Persönlichkeiten der Weltgeschichte hatten und haben den Wert und die tiefgreifenden Zusammenhänge der fleischlosen Ernährung für sich und die Umwelt erkannt und lebten strikt danach, wie z.B. Laotse, Buddha, Thales, Pythagoras, Sokrates, Hippokrates, Plato, Aristoteles, Ovid, Seneca, Jesus, Plutarch, Mohammed, Bonifatius, Franziskus von Assisi, Leonardo da Vinci, Isaac Newton, Voltaire, Kant, Alexander von Humboldt, Hegel, Schopenhauer, Lord Byron, Darwin, Wagner, Tolstoi, Rousseau, Wilhelm Busch, Edison, Bernhard Shaw, Tagore, Mahatma Gandhi, Christian Morgenstern, Albert Schweitzer, Mutter Teresa und der Dalai Lama. Unschwer belegt diese Liste namhafter Vegetarier: Sie waren und sind Religionsgründer, Heilige, Philosophen, Dichter, Künstler und Wissenschaftler, in jedem Fall friedfertige Naturen. Bezeichnenderweise fehlen große Jäger, Krieger und Schlachtenlenker, sowie in der Regel kriegsverhaftete Politiker, also - wenn es einmal so drastisch ausgedrückt werden darf - die "Raubtiere" unter den Menschen.

So erkannte auch Gustav Schlickeysen - ein von höchsten Idealen getragener Protagonist der Fruchtdiät, welche er selbst Jahre seines Lebens streng befolgte - u.a.:

> „Eine Versöhnung des blutgenährten Menschen mit der Gottesseele der Natur ist niemals denkbar.
> Sie ist ebenso unmöglich wie eine Verschmelzung von Feuer und Eis.
> Die karnivore Lebensweise führt immer zu Rohheit und Selbstsucht, Hohn und Verachtung und zu gesellschaftlichem Chaos, ihr Endresultat ist "**Blut**", Blut da, wo es uns schreckt.

Die frugivore Lebensweise führt zum sozialen Frieden, zur Harmonie, ihr Symbol ist "**Frucht**", die Frucht, die uns beglückt.
Hieraus entwickelt sich für uns die 3. Erkenntnis: Eine wahre und humane Kultur kann der Mensch nur erringen in Fruchtdiät und Fruchtbau.
Alle Kultur, die dem widerspricht und aus anderen Quellen fließt, ist Unkultur, alle Natur, die nicht damit harmoniert, ist Unnatur ....
Nur in der reinen Fruchtdiät liegt die Erlösung, und nur im Vegetarismus die volle Versöhnung mit Gott ......
Auf dem Antlitz des Menschen steht es geschrieben, ob Gott, versöhnt mit ihm, in seinem Herzen wohnt."

Seine Frau Hermine beschrieb sein äußeres Aussehen wie folgt:

"Sein Aussehen war von einer bezwingenden Reinheit. Wohl war er schmal, engbrüstig und im Verhältnis zu seiner Brustbreite zu groß, aber seine Gesichtsfarbe war blühend und klar, wie ich sie selten bei einem Manne gesehen, wie rosa angehauchter Alabaster. Es ging von ihm ein köstlicher Duft aus. Von einer unverwüstlichen Ausdauer war er stets beseelt."

Schlickeysen sah darin keinen Widerspruch, dass er zugleich mit der Obst- noch die Brot-Diät verband, sie als "Frucht-Diät" propagierte und selber lebte. So lautete auch der Titel seines ersten Buches "Obst und Brot - Die wissenschaftliche Diätik des Menschen", das 1921 - 28 Jahre nach seinem

Tod - von seiner Frau nochmals herausgegeben wurde. In diesem Buch befinden sich z.B. auch folgende Erkenntnisse und Folgerungen:

> "Deshalb ist für jedes tierische Wesen seine Diätik nicht nur eine anatomisch notwendige, sondern sie ist gleichzeitig ein kosmisches Gesetz.
>
> Übertritt der Mensch dasselbe, so kann dies nur zu seinem Schaden geschehen, es tritt Unordnung in seinem Körperleben ein; diese wird Krankheit genannt und ihr irrtümlicherweise eine besondere Wesenheit beigelegt, welche sie aber nicht hat, sie ist vielmehr - kosmisch betrachtet - nur die natürliche Abweichung vom normalen Entwicklungsverlauf und den Beziehungen des Organismus zur ganzen Natur ......
>
> Ein Weltgesetz, ein kosmisches Gesetz, ist die frugivore Diät des Menschen."

Und an anderer Stelle:

> „Diese Betrachtung führt uns endschließlich zu der Erkenntnis, daß alle Krankheit nur auf einer Störung der weltewigen Beziehungen beruht.
>
> Deshalb sagen wir: Harmonie ist der Einklang aller weltewigen Beziehungen und daher für jeden Menschen: Gesundheit.
>
> Die Unterbrechung und Störung dieser Harmonie ist Krankheit .....
>
> Jede Erkältung, jeder verdorbene Magen, Typhus, Cholera, was immer es sei, beruht in ihrer ersten Ursache auf einer Störung des Einflusses der weltewigen Beziehungen auf den Menschen, d.h. in einer schnellen Wendung:

Jede menschliche Krankheit beruht in einer Verletzung seiner naturgemäßen Diätartikel: Frische Luft, frisches Wasser, frische Früchte."

An anderer Stelle:

"Daher kommt es denn auch, dass wir nach dem Genuß von Obst uns angenehm erregt, erleichtert, munter und lebenskräftig fühlen, aufgelegt zum Laufen und Springen, zu Heiterkeit und Frohsinn, andererseits aber auch zum Studium und zu allen geistigen Arbeiten so ausgezeichnet disponiert sind, das Nachdenken erleichtert, das Gedächtnis geschärft wird und unser Blut gleichmäßig und ruhig pulsiert, während jede gekochte Speise - sie mag sein, welche sie wolle - uns wohl das Gefühl des Gesättigtseins verleiht, uns aber auch gleichzeitig ermüdet und zur Trägheit stimmt."

In dem Kapitel "Ursprung und Einheit der Krankheiten", das er als eine Abhandlung schon 1870 geschrieben hatte, heißt es u.a.:

"Es ist eine Tatsache, dass sämtliche Erklärungen über den Ursprung und die Entstehung der Krankheiten, welche wir bis jetzt in der Medizin besitzen, wissenschaftlich falsch sind und mit allen Tatsachen der Natur in Widerspruch stehen. Wir haben eine Krankheitslehre erst vollständig neu zu begründen ......

„In allen "Fieberkrankheiten" sind nicht - wie die Wissenschaft behauptet - "Bazillen" die erregende Ursache sondern ausschließlich und allein nur: Die Fehler der menschlichen Lebensweise."

Und zum Schluß folgert er:

„Die einzige wahre Heilung jedes krankhaften Zustandes - mit Ausnahme ganz veralteter Übel - ist nur allein die Obstheilkunde - die Frucht-Diät. Die Krankheit des Menschen beruht nicht in einem Zustande sondern in seiner Lebensweise, die dauernde Heilung ist deshalb nicht möglich durch ein Heilverfahren sondern nur durch die harmonische Erfüllung aller Lebens- und Gesundheitsbedingungen."

Daraus ergibt sich für ihn:

„Es ist naturgemäß und folglich auch logisch, die reine und reife Obstfrucht, unsere wahre, naturgegebene Nahrung, auch gleichzeitig als ein Heilmittel zu betrachten, denn alles, was dem Aufbau und der Erhaltung des Körpers dient, muß auch naturnotwendig seiner Wiedergesundung dienen, denn nur durch den Mangel der Gesundheitsbedingungen kann ein Organismus erkranken.

Jeder andere Stoff zur Nahrung als Früchte ist für den Körper ein Fremdstoff, muß deshalb in irgendeiner Weise immer nachteilig wirken. Die einzigen Nahrungsmittel, welche dieses niemals tun können, sind aber unsere naturgemäßen Früchte ....

Jede Art von "Krebs", Rose, Karbunkel und anderen Geschwüren muß und kann nur allein durch Obstdiät geheilt werden und ich bin meiner Sache darin so sicher, dass ich sogar sage, diese Behauptung kann man ganz

> rein theoretisch aussprechen, wenn man nur eine harmonisch ausgebildete Anschauung hat. Die moderne Heilwissenschaft hat aber überhaupt keine Anschauung ....
>
> Die Quelle der Wahrheit, aus welcher die Erkenntnis fließt, ist das reine Herz. Seit 40 Jahren ist Obst mein Hauptnahrungsmittel, und ich bin im eigentlichen Sinne noch niemals krank gewesen. Herrliche Bestätigungen der Obst-Diät habe ich vielfach gesehen und so kann ich jedermann mit bestem Gewissen den Rat geben:
>
> Lasse Obst in gesunden und kranken Tagen deine Hauptnahrung sein, das Brot die Zukost, Wasser das einzige Getränk."

An anderer Stelle seines Buches liest man:

> "Die angenehmen Folgen dieser Diät stellen sich nach kurzer Zeit schon ein: Frische, nie zu ermüdende Munterkeit, Lebendigkeit und Ausdauer, die sich besonders auf Fußpartien und beim Bergsteigen dokumentiert. Verbesserte Gesichtsfarbe, Verlust aller (meist von Milch- und Buttergenuß herrührenden) Pikkelchen und Geschwüre, reiner Geschmack im Munde, schleimfreie Nase, kurz: Ein neu geborener Mensch ......
>
> Je weniger Artikel man zu einer Mahlzeit nimmt, um so schneller tritt Befriedigung des Hungers ein, und um so leichter und regelmäßiger ist die Verdauung, während große Abwechslung nur immer neue Reize verursacht. Es kann nichts Ekelhafteres und gastronomisch so Barbarisches gedacht werden als eine ganze Reihe von Gängen, welche ihrer

Natur nach oft ganz verschiedene Nahrungsmittel sind.

Es ist eine kolossale Verhöhnung aller Gesetze der Natur, warme und kalte, sauere und bittere, süße und fette Speisen in einer Mahlzeit zu genießen. Ein solches Mahl charakterisiert den Bildungsstand eines Menschen und beweist seine Unfähigkeit zu republikanischer Selbständigkeit, da er nicht einmal imstande ist, seinen eigenen Körper richtig zu leiten."

Schließlich befaßt sich Gustav Schlickeysen auch mit einem Thema, das überaus aufschlußreich aber zumeist nicht einmal berührt, sondern vielmehr völlig verschwiegen wird:

"In der gesamten Tierwelt der natürlichen Freiheit finden wir keine ähnliche Erscheinung, selbst die Exkremente der Raubtiere sind nicht so widerlicher Natur als die menschlichen, was auch sehr leicht erklärlich wird, da Magen- und Darmsäfte dieser Tiere wirklich imstande sind, ihren Speisebrei aufzulösen und zu zersetzen, während der entsetzliche Mischmasch menschlicher Speisen und der durch den Körper gejagten Säfte an Suppe und Sauce, Fleisch und Bier, Pasteten und Eier, Kuchen und Käse, Kaffee und Tabak, eine so entsetzliche Fäulnis und faulen Gestank erzeugt, dass man sich über die endlose Kette von Krankheiten wirklich nicht wundern kann und der Stuhl der omnivorisch lebenden Menschheit so unästhetischer, geradezu widerlicher Natur ist, dass es leicht erklärlich erscheint, warum in allen medizinisch-wissenschaftlichen, diätischen und hygienischen Schriften dieser Punkt immer ganz außer Acht gelassen wurde und daher nur imstande ist, den Wirrwarr über eine wissenschaftliche Diätik noch zu erhöhen, sodass man gern mit vornehmer Geringschätzung darüber hinweggeht."

Bereits 1822 war durch die Initiative von **Sylvester Graham, Dr. William Alcott, Dr. Mary Gove** und **Dr. Isaac Jennings** die erste größere Bewegung für natürliche Gesundheit in den USA, die "Natural Hygiene", die Natürliche Gesundheitslehre entstanden. Ihren Anfang fand diese Bewegung, als Dr. Isaac Jennings es aufgab, seinen Patienten Medikamente zu verschreiben, weil er festgestellt hatte, dass sich der Gesundheitszustand seiner Patienten durch Arzneimittel verschlechterte, Patienten chronisch krank wurden oder gar starben. Statt dessen verschrieb er den arzneimittelhörigen Patienten Pillen aus gefärbtem Mehl und Fläschchen mit gefärbtem Wasser, sowie strikte Einnahme und Eßvorschriften. Durch diese Art von "ärztlicher Behandlung" wurden seine Patienten gesund und gediehen prächtig, während sie unter den Händen der Schulmediziner vielfach chronisch krank wurden oder starben. Dr. Jennings nannte seine Methode die "Lass-allein-Methode". Dr. Jennings hatte die Überzeugung gewonnen, dass Krankheiten nicht als ein Angriff eines bösartigen Wesens zu werten seien sondern als reduzierte Vitalenergie oder als Vitalenergie, die für andere Zwecke umgeleitet wurde. Seine Ansicht bestand darin, dass Krankheiten durch die Ebbe des körperlichen Energievorrates verursacht wurden.

Während Dr. Isaac Jennings den Menschen geholfen hatte, ihre Gesundheit wiederzuerlangen, war Sylvester Graham bemüht, die Grundlagen für ein gesundes Leben zu schaffen, sodass die Menschen erst gar nicht krank werden konnten. Bekannt wurde er während der großen Cholera-Epidemie. Während die Ärzte den New Yorkern empfahlen, keine Früchte zu essen und ihre Nahrung gut zu kochen, riet Graham dazu, mehr Früchte in ihrem Rohzustand zu essen, riet zu offenen Fenstern, mehr Licht, frischer Luft und anderen gesunden Maßnahmen, die ganz im Gegensatz zu den damaligen medizinischen Lehren standen. Die Menschen - häufig waren es über tausend - strömten zu seinen Vorträgen. Sein Erfolg schlug sich nieder in vielen Büchern und Magazinen, die das "Graham-System" präsentierten. Die ersten Reformhäuser wurden eröffnet, die Nahrungsmittel verkauften, die er empfahl.

1840 stieß zu dieser Bewegung eines ihrer größten Genies, **Dr. Russell Thacker Trall**. Er brachte die "Natural Hygiene", die Natürliche Gesundheitslehre, auf einen Standard, der das medizinische System mit Leichtigkeit herausfordern konnte. Im Rahmen der von ihm vertretenen "wahren Heilkunst" stellte er folgende Thesen auf, die eine Herausforderung an die Schulmedizin bildeten und die - das ist nun einmal die Wahrheit - bis heute unwiderlegt geblieben sind:

> "1. Das medizinische System ist vollkommen falsch. Es ist unwahr in seiner Philosophie, absurd in seiner Wissenschaft, steht im Ge-

gensatz zu den natürlichen Grundsätzen und zum Verstand. Es ist katastrophal in seinen Auswirkungen und eine Bedrohung für die Menschheit.

2. Das natürliche Gesundheitssystem ist wahr. Es steht in Harmonie mit der Natur, im Einklang mit den Grundsätzen der vitalen, organischen Existenz, ist korrekt in seiner Lehre, feststehend in seiner Philosophie, in Übereinstimmung mit unserem Verstand, erfolgreich in seinen Auswirkungen und ein Segen für die Menschheit."

Der Bewegung der Natürlichen Gesundheitslehre schlossen sich Ärzte an, die erkannt hatten, dass das A und O der Gesundheit des menschlichen Körpers von seiner natürlichen, der naturgemäßen Ernährung abhängt und diese auch entscheidend für die Länge eines krankheitsfreien Lebens des menschlichen Körpers ist. Zu ihnen gehörte z.B. **Dr. Herbert M. Shelton** (1888 - 1987), der in den USA als Vater der "Natural Hygiene - der Natürlichen Gesundheitslehre" angesehen wird und einer der respektiertesten und kenntnisreichsten Ernährungswissenschaftler unserer Zeit war. Er war bis 1981 über 40 Jahre Direktor der Gesundheitsschule in San Antonio/Texas und leitete außerdem eine Fastenklinik. Er verfaßte mehr als drei Dutzend Bücher und schrieb unzählige Beiträge für viele Zeitschriften. In Deutschland erschien sein ins Deutsche übersetztes Buch "Richtige Ernährung mit natürlicher Nahrung", dessen Lektüre nur jedermann empfohlen werden kann. Gerne zitiere ich daraus folgendes Resümee:

"Hieraus muß man schließen, dass es nur eine sichere Quelle für die richtige Ernährung gibt. Diese Quelle sind die **natürlichen Lebensmittel.** Nur diese können alle bekannten und unbekannten Nahrungselemente bereitstellen.
In frischen Früchten, in grünen Pflanzen und Nüssen oder in ihren Säften sind alle Mineralien, Vitamine und hochgradigen Eiweiße und andere Substanzen enthalten, die der wachsende, sich entwickelnde menschliche Körper benötigt, um ihn in einen Zustand körperlicher, geistiger und moralischer Vollkommenheit zu bringen und in diesem Zustand unbeschränkt zu erhalten.
Frische Lebensmittel; grüne Pflanzen, unversehrte, natürliche Lebensmittel; unverarbeitete, unraffinierte Lebensmittel; Lebensmittel, bei denen nicht ihre vitalen Werte durch Erhitzen, Trocknen, Kochen, Konservierung und Veredelungsprozesse zerstört wurden, sind voller Elemente für eine richtige Ernährung. Wir hoffen, dass eines Tages wenigstens diese einfache Tatsache vom Menschen erkannt wird.
Was wir brauchen, ist eine umfassende Aufklärung, die die Wurzeln des Übels aufzeigt. Der Mensch sucht fortlaufend nach Stimulanzien, den Verursachern seiner Zerstörung, Schwachheit, Altersschwäche, Impotenz und Leiden. Wir brauchen Aufklärung über die tiefgründigen Geheimnisse der Natur, über die fast magische Wirksamkeit von Früchten, rohen Gemüsen und Nüssen. Die schlafende

> Menschheit muß aufgescheucht werden, wie es noch nie zuvor in der Menschheitsgeschichte erfolgt ist.
> Scheiterhaufen zerschlagener Töpferwaren, überflüssige Bratpfannen, zerschlagene Backöfen und Trümmerhaufen vom Verbrennen der "Nahrungsmittelfabriken", Raffinerien, usw., würden nach dem Erwachen vorgefunden werden. Die Menschen müßten trunken sein voll Begeisterung und wilder Begierde für ein neues Leben, das auf hochwertiger Ernährung basiert. Wer die Menschen bis in die Wurzeln aufrütteln und sie in das Stadium ursprünglicher Gesundheit und Perfektion zurückführen kann, wird größer und bedeutender sein als der, der eine Armee geführt hat, größer als jeder Wissenschaftler und Erfinder, der seine Talente und Energien der Perfektion einer neuen Zerstörungsmaschine gewidmet hat."

In der Einführung zu diesem bemerkenswerten Klassiker über die richtige Ernährung des Menschen führte er u.a. aus:

> „Das größte Hindernis für eine **Lebensreform** auf der Erde, der größte Feind einer Kostreform ist nicht etwa die Ignoranz sondern das Verhalten der Kräfte, die von den gegenwärtigen Praktiken Profit haben und weiterhin reiche finanzielle Ernten erzielen. Sie stützen natürlich die vielen schädlichen Gewohnheiten unseres gegenwärtigen Lebens. Wir brauchen dringend wirtschaftliche und landwirtschaftliche Veränderungen. Grundlegende Wandlungen sind notwendig,

ehe wir hoffen können, jeden ein besseres und gesünderes Leben geben zu können. Es wird noch lange dauern, bis die Menschen die richtigen Informationen erhalten. Solange unsere öffentlichen **Informationsquellen** und unser bisheriges **Ausbildungssystem** mehr oder weniger in den Händen der von Wirtschaftskräften gesteuerten Politikern liegt, und solange sie dem besonderen Interesse des Privateigentums der Erde dienen, anstatt den Interessen der ganzen Menschheit, wird die Wahrheit über Gesundheit, Krankheit und Heilung nur langsam den Menschen erreichen."

An anderer Stelle dieser Einführung heißt es:

„Da die Naturgesetze keine Ausnahmen erlauben, sollten sie für jedermann von größtem Interesse sein. Da von der Befolgung der Naturgesetze oder von der willkürlichen Nichtachtung Glück, Not und Misere der gesamten Menschheit abhängen, können wir uns nicht erlauben, weiterhin diese Kenntnisse zu ignorieren ....

Was „moderne wissenschaftliche Medizin" genannt wird, gibt sich mit experimentellen Spielen und niemals endendem Nachschub von **Arzneimitteln und Symptombehandlungen** zufrieden, während die Naturgesetze vernachlässigt werden. Wenn der Mediziner jemals über Gesundheit nachdenkt, so denkt er nur daran im Zusammenhang mit seinen Giften (Arzneimitteln). Er behandelt seine Patienten mit unzähligen Medikamenten, unterdrückt Symptome, ignoriert aber die Ursa-

> chen, bis der Zustand des Leidenden so untolerierbar wird, daß sogar sein stärkstes Gift die vorübergehende Linderung der Misere nicht mehr erreicht. Während der letzten Jahre haben uns Mediziner und Pharmazeuten eine immer schnellere Folge von „Wundermitteln“ beschert, und jedes Mittel hat nur ein kurzes Hoch der Popularität genossen und ist dann wieder verschwunden. Obwohl bei den Menschen große Hoffnungen für ein Auslöschen allen Leidens erweckt wurden, haben sich die Wundermittel als eine Illusion erwiesen, genau so wie die Arzneimittel von früher. Es liegt keine Hoffnung für den Menschen in Arzneimitteln: Die Übertretung der Naturgesetze kann nicht durch Gifte geheilt werden.“

Mit Shelton teilt der Perser **Arshavir Ter Hovannessian**, genannt **Aterhov**, (1898 - 1990) nicht nur das Geburtsjahr. Durch vegetarische Rohkost vom Sterbelager genesen, widmete er sich 18 Jahre lang der für ihn zutreffenden Erkenntnis, mit der er sein Buch "Unsere natürliche Nahrung ROHKOST" beginnt:

> "Rohe pflanzliche Nahrung sollte die einzige Nahrung des Menschen sein. Gekochte Nahrung sollte ein für alle Mal aus dieser Welt verbannt werden. Der Verzehr gekochter Nahrung ist der schrecklichste Barbarismus in der Geschichte der Menschheit, ein Barbarismus, dessen sich niemand bewußt zu sein scheint und dem fast jeder unbewußt zum Opfer fällt. So radikal dieser Gedanke auch zu

sein scheint, so ist er doch die absolute Wahrheit."

Ein Kapitel seines Buches überschreibt Aterhov mit:

"Es ist ein Verbrechen, neugeborene Kinder an Kochkost zu gewöhnen."

Er beginnt dieses Kapitel wie folgt:

"Wenn allgemein bekannt wird, dass Kochkost unnatürlich ist, dass sie Ursache fast aller menschlichen Krankheiten ist, und dass sie süchtig macht, welches Recht hat dann ein einsichtiger Mensch, diese Sucht in den Körper eines Neugeborenen zu übertragen? Welches Recht hat er, die Organe eines kleinen Babys mit Nahrung zu schädigen, die auf dem Feuer der Küche getötet, verbrannt und zerstört wurde? Ist es nicht ein Verbrechen, ist es nicht in der Tat ein Menschenmord, ein Kindermord? Ich selbst habe meine beiden geliebten Kinder mit eigenen Händen auf diese Weise getötet, und ich bin mir der Ungeheuerlichkeit dieses Verbrechens bewußt.

In Wirklichkeit sind alle dem Nahrungslaster ergebenen Eltern Kindermörder. Im gegenwärtigen Zeitalter stirbt kaum noch jemand eines natürlichen Todes. Fast alle Todesfälle sind die Folge von Krankheiten, die durch gekochte Nahrung verursacht wurden, und es sind die eigenen Eltern, die den Kindern beibringen, gekochte Nahrung zu essen! Kochkost verzehrende Eltern sollten sich vergegenwärtigen, dass die Verantwortung für Krankheiten und krankhafte Störungen ihrer Kinder ausschließlich auf ihren Schultern ruht. Sie müssen dieser Tatsache ernsthaft ins Auge sehen. Auslöser für Krebs ist die Kochkost, die schon dem Baby gegeben wird, obwohl die Krankheiten selbst in einem weit höheren Alter auftreten."

Am Ende seines Buches führt Aterhov u.a. aus:

"Meine Teilnahme an mehreren medizinischen Konferenzen waren mir eine wichtige Lehre. Vor allem erkannte ich, dass die Auffassung, die ich vertrete - obwohl sie sich auf grundlegende und einfache natürliche Gesetze stützt - nur von solchen Menschen angenommen und "verdaut" wird, die nicht nur hochgebildet, sondern auch vorurteilsfrei und unabhängig im Denken sind. Ein mittelmäßiger Verstand kann sich nicht vorstellen, dass ein Laie imstande sein könnte, die gesamte heutige Medizin zu revolutionieren und die Vorstellungen der modernen Wissenschaft über Ernährung zu widerlegen.

Darum entschloß ich mich, eine ausführliche Darstellung auf Englisch herauszugeben und der Aufmerksamkeit höchster wissenschaftlicher und politischer Kreise zu empfehlen. Nach der Überwindung großer Schwierigkeiten schrieb ich täglich 16 Stunden an diesem Buch; danach ließ ich es ins Englische übersetzen und 1963 veröffentlichen. Dann suchte ich aus verschiedenen Nachschlagewerken 3000 Adressen heraus und schickte etwa 4000 freie Exemplare meines Buches an alle REGIERENDEN DER WELT UND AN UNIVERSITÄTEN, WISSENSCHAFTLICHE INSTITUTE, INTERNATIONALE ORGANISA-

> TIONEN UND FÜHRENDE ZEITUNGEN UND ZEITSCHRIFTEN. Ich signierte sogar die meisten Bücher und legte jedem einen Begleitbrief bei. Dies schien mir die schnellste und geeignetste Methode zu sein, meine Ideen in der ganzen Welt zu verbreiten.
> Das Ergebnis übertraf meine kühnsten Erwartungen. Tausende von Briefen und Zeitungen, die ich in den folgenden Monaten erhielt, überzeugten mich davon, dass alle wichtigen Persönlichkeiten der Welt mein Buch mit Interesse lasen - und viele von ihnen bestätigten, ohne zu zögern, die Richtigkeit meiner Ideen."

Durchgreifend genützt aber hat dies alles – soweit für mich erkennbar – nichts.
Der nach seinem Rundumschlag 1990 im Alter von 92 Jahren unter mysteriösen Umständen verstorbene Aterhov hinterließ in seinen Büchern u.a. folgende Kernsätze:

> "Krebs ist die Tochter des Kochtopfes. Gib einem Krebskranken täglich 1000g frisches, reifes Obst über den Tag verteilt. Dieses ist ausreichend, um das Leben des Kranken aufrechtzuerhalten, aber so wenig, dass der Krebs keine Nahrung mehr bekommt und stirbt.
> Vegetarier und Nicht-Vegetarier, die versuchen, mehr Früchte als normal zu essen, haben die Anmaßung, sich als Rohesser zu bezeichnen. Niemand kann sich als Rohköstler bezeichnen, wenn er auch nur **eine** gekochte Mahlzeit im Monat zu sich nimmt, weil er

sich so von seinen Krankheiten niemals vollständig befreien kann!
Medizintherapie ist die Zauberei unseres gekocht essenden Zeitalters.
Kochen und Verfeinerung verwandeln alle Nährstoffe, die die Naturnahrung besitzt, in tote, giftige und krankmachende unnatürliche Substanzen.
Rohesser benötigen nur 1/4 ihrer Verdauungskapazität, daher gibt es keine Überbeanspruchung!
Sucht auf Kochkost ist das größte aller Laster.
Kochen ist die größte Torheit des Menschen.
In Zukunft bekommen unsere Kinder Infarkte und Krebs bereits vor der Menstruation.
Ärzte verbieten oft Obst bei Krankheiten. Das ist total falsch; erst recht Kranke benötigen Früchte. Gerade Kranke wünschen sich Obst!"

Das Buch Aterhovs "Unsere natürliche Nahrung ROHKOST" ist klar, deutlich und überzeugend geschrieben und war im Waldthausen-Verlag in zweiter Auflage 1993 erschienen. Dass es heute im Buchhandel nicht mehr erhältlich ist, ist äußerst bedauernswert, da dieses Buch jedermann zur Lektüre empfohlen werden kann, der sich für das hier angesprochene Thema interessiert. „Wort & Bild“ in 28870 Ottersberg vertreibt indessen auch heute noch einen Nachdruck des vom Autor seinerzeit der DDR übersandten Exemplars.

Der Amerikaner **T.C. Fry** litt im Alter von 44 Jahren unter allen möglichen Beschwerden wie Verdauungsstörungen, übersäuertem Magen, Augenzucken, Migräne, Erkältungen, malariaartigen Anfällen, Verstopfung, Müdigkeit, Angina pectoris, Rheuma. Er hatte Pickel, Mitesser, Schuppen, Mundgeruch, schlechten Körpergeruch und eine ständig laufende Nase, pp. Er änderte seine Lebensgewohnheiten schlagartig im Jahr 1970 an dem Tag, als er das Buch "Richtige Ernährung mit natürlicher Nahrung" von Dr. Shelton gelesen hatte. Der Inhalt des Buches von Dr. Shelton war für ihn so einleuchtend, dass er seine Ernährung radikal umstellte und sich nur noch von Obst- und Gemüserohkost, sowie Nüssen ernährte. Seine Erkenntnisse und Erfahrungen legte er in seinem in den USA erschienenen Buch "Program für Dynamic Health" nieder, dessen deutsche Übersetzung unter dem Titel "Dynamische Gesundheit - Einführung in die natürliche Gesundheitslehre" im Waldthausen-Verlag erschienen ist. Sein Buch beginnt er mit einem Dank an Dr. Herbert Shelton, den er den größten Geist nennt, den die Gesundheitsbewegung bisher gekannt habe. In seinem Buch schreibt er u.a.:

> "Ich bin nie mehr erkältet! Keine malariaartigen Anfälle mehr. Die Nase läuft nicht mehr! Keine Kopfschmerzen mehr! Ich kann mit Recht sagen, dass meine Gesundheit mit 47 Jahren so gut wie noch nie ist!"

Das Ergebnis dieser Ernährungsumstellung schildert er u.a. wie folgt:

> "Durch diese radikale Kehrtwendung in meinen Lebensgewohnheiten geriet ich bei meiner Familie in den Verdacht, übergeschnappt zu sein! ....

Meine Umstellung auf eine Ernährungsweise, die ausschließlich aus **lebendiger Nahrung** bestand, wie Früchten, Salaten, Gemüsen, Nüssen und Samen, bewirkte die erstaunlichsten Veränderungen. Eine Beschwerde nach der anderen verschwand. Der rasche **Gewichtsverlust** war fast erschreckend. 9 kg in den ersten drei Wochen! Dann ein fünftägiges Fasten, während dessen es mir sehr schlecht ging. (Heute faste ich ohne jegliche Beschwerden. Ich habe allenfalls ein leichtes **Hungergefühl** am ersten Tag). Während des ersten Fastens schienen alle Beschwerden, die ich je gehabt hatte, wieder aufzutreten. In diesen fünf Tagen verlor ich weiter 4 1/2 kg. Meine Frau fing an, sich Sorgen zu machen. Meine Kleider hingen schlotternd an mir und ich sah aus wie eine Vorgelscheuche. Mein bisher volles Gesicht (aufgedunsen sollte ich besser sagen) wurde hager und blaß ....
Nachdem ich ungefähr drei Monate diese neue, lebendige Kost, d.h. keine gekochten oder sonstwie behandelten Speisen, sondern **frische Nahrung im Naturzustand** zu mir genommen hatte, (mit zwischenzeitlichem Fasten) war mein Gewicht auf 65 kg gesunken. Dr. Shelton hatte den drastischen Gewichtsverlust vorausgesagt. Trotzdem war ich neben meiner Freude doch etwas besorgt. Nachdem ich das Gewicht von 65 kg einige Zeit gehalten hatte, empfand ich etwas, was man mit **Euphorie** bezeichnen kann. Meine Augen strahlten, meine Hautfarbe veränderte sich

> und das glasige, blutunterlaufene Gelb meiner Augäupfel wurde wieder weiß.
>
> Meine Frau - die gegen meinen Willen einen Arzt zurate ziehen wollte - bemerkte natürlich diese Veränderung. Innerhalb einer Woche stieg mein Gewicht trotz Beibehaltung der Kost auf 67 kg und nach einem Monat wog ich ca. 70 kg. Dieses Gewicht habe ich seither ständig behalten. Alle meine Beschwerden sind verschwunden!"

Fry wurde Dekan der Amerikanischen Akademie für Gesundheitswissenschaften. Seine Erkenntnisse über die Grundsätze der natürlichen Gesundheitslehre faßte er wie folgt zusammen:

> "Ein guter Gesundheitszustand ist der Normalzustand während des ganzen Lebens des Menschen. Alle körperlichen Beschwerden stellen einen abnormen Zustand dar. Nur in der Natur können wir Hilfe finden bei Krankheit, Leiden und Tod. Wir können die höchste Form der Gesundheit und des Lebensglücks finden, wenn wir in Übereinstimmung mit den Naturgesetzen leben."

In einem Kapitel seines Buches wirft er die Frage auf, ob die Menschen von heute gesund seien. Zur Beantwortung der Frage weist er u.a. auf folgende Fakten hin: Das öffentliche Gesundheitswesen in den USA halte nur 3.400.000 Einwohner von über 230 Millionen Einwohnern für gesund, das seien nur etwa 1,5 %! Etwa 50 Prozent aller Amerikaner würden an Herzkrankheiten sterben! Über 50 Millionen Amerikaner würden an schweren Herzkrankheiten leiden! Die Autopsie junger, kräftiger Männer im Korea-Krieg habe gezeigt, dass 77 %

von ihnen bereits herzkrank gewesen seien. Fast alle Kinder über 4 Jahren hätten bereits beginnende bis schwere Herzanomalien. Herzspezialisten erklärten, dass jeder Mensch über 30 Jahre in irgendeiner Form bereits Herzprobleme habe. Nach der Aussage von Biologen solle ein gesundes Herz dem menschlichen Organismus theoretisch mindestens 300 Jahre dienen können. Etwa 5 Millionen Menschen würden jährlich durch Medikamente so schwerwiegend vergiftet, dass sie in Krankenhäuser eingewiesen werden müßten! Zehntausende würden daran sterben. Die sog. Nebenwirkungen oder Gegenreaktionen von Medikamenten seien nichts anderes als Vergiftungen! Alle Medikamente und Drogen seien in sich giftig und gefährlich! Etwa 20 Millionen Amerikaner würden unter Herpes genitalis leiden. Jeder dritte von zehn Amerikanern habe Krebs. 80 % würden an dieser Krankheit sterben! In der Kindersterblichkeit stehe Krebs an erster Stelle. Arthritische und rheumatische Beschwerden würden 77 % der erwachsenen Bevölkerung befallen. Ungefähr 80 Millionen Amerikaner litten an Allergien. 60 % der Bevölkerung leide an Sehschäden. Über 80 Millionen Amerikaner seien fettsüchtig, mehr als die Hälfte aller Amerikaner übergewichtig, trotzdem aber auf irgendeine Weise unterernährt und das, obwohl sie viel zu viel essen würden! 114 Millionen Amerikaner (49 %) würden an mindestens einer chronischen Krankheit oder Behinderung leiden! Über 40 Millionen Amerikaner verbrächten jährlich eine gewisse Zeit in einem Krankenhaus. Über 10 Millionen Menschen litten unter der Hautkrankheit Psoriasis, einer häßlichen Krankheit. Etwa 150 Millionen hätten andere Hautkrankheiten, wie Akne, Exzeme, Neurodermitis, Pusteln, Warzen, usw. All diese Krankheiten würden durch Umstellung auf eine natürliche Lebensweise verschwinden, wie alle anderen vorgenannten auch!

50 % aller Amerikaner würden an Verdauungsstörungen leiden! Verstopfung sei eine nationale Krankheit! Über 20 Millionen Amerikaner litten an Geisteskrankheiten. 86 % der amerikanischen Kinder würden keinen Fitness-Test mehr bestehen, während es im Jahr 1954 noch 58,6 % gewesen seien. Das sei eine Tragödie. In Amerika würden täglich 90 Millionen Aspirin-Tabletten eingenommen, das entspreche ungefähr 36 Millionen Tonnen im Jahr! Es gäbe etwa 15 Millionen Diabetiker, von denen die meisten innerhalb von 15 bis 20 Tagen von ihren Beschwerden befreit sein könnten, wenn sie sich nur natürlich - naturgegeben - ernähren würden. Über 200 Millionen Amerikaner seien in irgendeiner Weise süchtig! Die am häufigsten konsumierten Drogen seien Koffeine (in Kaffee und Cola-Getränken), Nikotin, Alkohol, Salz, Aspirin, Tein, (Tee), Teobromin (Kakao und Schokolade) und Essig. Über 5 Milliarden Schlaftabletten würden jährlich eingenommen. An Barbituraten und Amphetaminen kämen jährlich 13 Milliarden zusammen. Tranquillizer, sog. "Glückspillen" würden von 10 Millionen Amerikanern genommen. Fast 25 Millionen Amerikaner müßten sich jährlich einer Operation unterziehen! Mehr als 100 Millionen Amerikaner würden Alkohol trinken, eine betäubende Droge. Über 15 Millionen seien bereits chronische Alkoholiker. Etwa

60 Millionen Amerikaner narkotisierten sich täglich mit Tabak. Nikotin sei ein gefährliches Gift, das nur eines von 18 Giften sei, die der Körper beim Rauchen aufnehme. Über 600 Milliarden Zigaretten würden jedes Jahr in den USA geraucht, das seien rund 2.700 für jeden Mann, jede Frau und jedes Kind. Über 215 Millionen Amerikaner seien zuckersüchtig, das seien fast 95 % der Bevölkerung. Zucker sei eine der Hauptursachen von Herzerkrankungen, Verdauungsstörungen, schlechten Zähnen und einer Reihe anderer ernsthafter Beschwerden. Amerikaner würden 250 Milliarden Tassen Kaffee im Jahr konsumieren. Kaffee sei eine weitere, süchtig machende Droge. Schätzungsweise 42 Millionen Amerikaner würden an zu hohem Blutdruck leiden, dabei könnten Blutdruckprobleme in wenigen Wochen oder Monaten vergessen sein.
Über 8 Millionen Kinder seien geistig behindert, gestört oder auf andere Weise ernstlich geschädigt. Die meisten Schäden seien darauf zurückzuführen, dass die Mutter während der Schwangerschaft Medikamente oder Drogen, einschließlich Alkohol, Kaffee, Tee, usw., zu sich genommen habe. 98,5 % der amerikanischen Bevölkerung habe schlechte Zähne! 31 Millionen hätten keine eigenen Zähne mehr! Füllungen, Löcher, kranke oder verformte Zähne kämen so häufig vor, dass dieser Zustand als normal angesehen werde. Das amerikanische Kind weise beim Schuleintritt im Durchschnitt bereits 6 Löcher in den Zähnen auf. Schlechte Zähne seien symptomatisch für eine schlechte Gesundheit. Gute Zähne könnten dem menschlichen Organismus aber durch natürliche

Ernährung lebenslang ohne Schäden zur Verfügung stehen!
Einer von 5 Amerikanern unter 17 Jahren sei bereits chronisch körperbehindert. Die meisten Körperschwächen könnten sich jedoch bei bewußtem Leben zurückbilden! Untersuchungen, Tests und Gesundheitsauswertungen hätten ergeben, dass Ärzte kränker und anfälliger seien als der Durchschnittsmensch. Amerikas größte Drogenkonsumenten seien die Ärzte selbst. Die Zahl der Ärzte, die harte Drogen (Heroin, Opium, Kokain, usw.) nehmen, sei 19 mal höher als die Zahl der Drogenabhängigen in der Allgemeinbevölkerung. Fast alle Amerikaner (fast 100 %) litten an Verdauungsleukozythose und krankhafter Erhöhung des Pulsschlages! Die krankhaften Ursachen seien eine Kost aus gekochter, verfeinerter und präparierter Fabriknahrung, Medikamentenabhängigkeit und Mangel an Luft, Sonne, Wasser, Bewegung, Schlaf, usw. Ungefähr 36 Millionen Amerikaner würden unter Ohrensausen (Tinnitus) leiden. Dieses Leiden verschwinde, wenn gesundheitsbewußt gelebt werde!
Es gebe ca. 50 Millionen Schlaflose. Die Hauptursache seien "Myriaden" von Medikamenten. Es gebe 10 Millionen Asthmatiker. Die meisten könnten durch natürliche Ernährung davon innerhalb von 5 bis 15 Tagen wieder befreit, ihre volle Gesundheit in 3 bis 4 Wochen wieder hergestellt sein! Nur Asthmatiker mit seelischen Krankheiten würden eine längere Periode benötigen. Amerikaner hätten pro Jahr 800 Millionen Erkältungen. Jedes Kind unter 4 Jahren habe wenigstens 8 Erkältungen jährlich. Rund 25 Millionen Amerikaner

kämen jedes Jahr unter das Messer des Chirurgen. Die Chirurgie entferne die Folgeerscheinungen einer falschen Lebensweise. Gesundheitsschädliche Gewohnheiten könne sie jedoch nicht ändern! 1975 sei bei 705.000 Frauen die Gebärmutter entfernt worden. Für ärztliche Behandlungen würden jährlich dreistellige Milliardenbeträge ausgegeben. Gesundheit sei billig, Krankheit teuer! Diese Statistik könne er endlos fortsetzen. Das Nationale Zentrum für Gesundheits-Statistik und das Gesundheits-Ministerium würden Bände veröffentlichen von Angaben, die den krankhaften Zustand aller Bevölkerungsschichten deutlich wiedergeben würden. Alle genannten Zahlen ließen sich unschwer auf die Verhältnisse in der Bundesrepublik übertragen. Wenn man die "Befallzahlen" einfach durch drei teile, gehe man davon aus, dass die Zahl der Menschen in den USA etwa dreimal so groß sei wie in der Bundesrepublik Deutschland.

Betrachtet man diese von Fry aufgeführten, zutiefst erschütternden Angaben und Zahlen, wird man leicht zu der Erkenntnis gelangen, dass es einem Mythos gleicht, vom gesunden Menschen innerhalb der Industrienationen zu sprechen. Das krasse Gegenteil ist in Wahrheit der Fall. Diese Tatsache muß man sich tiefgreifend immer wieder vor Augen führen!

Bereits vor Jahrzehnten erklärte die **WHO** (Welt-Gesundheits-Organisation) der UNO, die deutsche Bevölkerung müsse erschreckend krank sein, wenn man von der Zahl der Arztkontakte, der Zahl und Länge von Krankenhausaufenthalten der Menschen in diesem Lande ausgehe. Reichten

der Bevölkerung in Deutschland um die Jahrhundertwende noch ca. 1000 Ärzte, sind es inzwischen schon nahezu ca. 300.000, sind die Kosten des Gesundheitswesens - in Wahrheit des "Krankenunwesens" ins Gigantische gewachsen!
Schon **Albert Schweitzer** hatte seinerzeit in seinem Krankenhaus in Lambarene/Afrika erkannt, dass die Gesundheit der Eingeborenen überall dort verheerend litt, wo diese eingeborene Bevölkerung zur Lebensweise - insbesondere der Ernährung - der weißen Bevölkerung übergegangen war. In ihrem "Weltgesundheitsreport 1997" beklagte die WHO, dass die starke Zunahme chronischer Krankheiten in der Dritten Welt vor allem auf die Übernahme ungesunder, westlicher Lebensweisen zurückzuführen sei. "Die Welt" vom 05.05.1997 berichtete darüber unter der Überschrift "Eine weltweite Tragödie des Leidens".
Was die ungesunde, westliche Lebensweise betrifft, sind es nicht die besseren hygienischen Verhältnisse insgesamt - wie sauberere, gepflegte und gewaschene Kleidung anstelle teilweise schmutziger, jahrzehntelang getragener Lumpen, geordnete Abwässer, saubereres Trinkwasser, Körperpflege, verbesserte Wohnverhältnisse - sondern sind es die Produkte der Nahrungsmittel- und Getränke-Industrie, sowie die medikamentösen "Heilbehandlungen" des "weißen Mannes" auf der "Höhe der Zeit seiner zivilisatorischen Entwicklung"!
Professor Arnold Ehret, geboren 1866 in St. Georgen bei Freiburg im Schwarzwald, litt als Medizinstudent an einem chronischen und nach Überzeugung der Schulmediziner unheilbarem Nie-

renleiden. Das war jedenfalls die Erkenntnis und das Resümee von 24 Schulmedizinern, bei denen Ehret Hilfe und Heilung vergeblich gesucht hatte. Vergeblich war auch der Versuch, in 5 oder 6 Sanatorien sich mit Naturheilverfahren behandeln zu lassen. Vergeblich war schließlich der Versuch, sich durch Umstellung auf vegetarische Ernährung zu heilen. Das Todesurteil vor Augen versuchte Ehret, sich anläßlich eines Capri-Aufenthaltes selbst zu heilen durch natürliche Ernährung. Diese wählte er dort im täglichen Verzehr von einem Kilogramm sonnengereifter Weintrauben und zwei Litern frisch gepreßtem Weintraubensaft. Dies brachte die Wende, führte zu einer unglaublichen Euphorisierung seiner psychischen Geistes- und Seelenkräfte. In seinem im Waldthausen-Verlag erschienenen Buch "Vom kranken zum gesunden Menschen" berichtet er darüber u.a. wie folgt:

> "Alles schlug in das Gegenteil um. Aus einem kranken wurde ein neugeborener Jüngling. Meine körperlichen Kräfte und geistige Leistungsfähigkeit übertrafen die der besten Jugendzeit. Ich unternahm Märsche und Radtouren, wie ich sie mit 20 Jahren nicht ausführen konnte. Einmal 56 Stunden ohne zu schlafen. Auf Capri setzte ich mich der glühendsten Augustsonne aus, ohne Hut, stundenlang und ohne Beschwerden. Ich machte vor ca. 20 Zeugen einen Dauerlauf von 2 1/4 Stunden ohne wesentliche Erhöhung der Pulsfrequenz. Ich ertrug die größten Temperaturschwankungen ohne die Spur eines Unbehagens ......

> Analog diesen, vorher nie gekannten körperlichen Fähigkeiten wuchs meine geistige Energie und mein Lebensmut, meine Intelligenz, mein Idealismus ins Überschäumende. Jetzt wurde das Leben für mich zum ersten Mal zur wahren Lust und ich erlebte wirkliche, reine, natürliche Lebensgenüsse, während mich die ehemaligen Kulturreize anekelten, daher auch keine Entbehrungen mehr waren. Alles schlug ins Gegenteil um. Das setzte dem Ganzen die Krone auf. Schließlich konnte doch unmittelbar eingesehen werden, dass es für das Gehirn, das Denken, den Charakter, die ethische und moralische Gesinnung eines Menschen nicht einerlei sein kann, ob er sein Blut und damit sein Gehirn mit "göttlicher Nahrung", d.h. Früchten speist oder ob er in Verwesung begriffene, tierische, schon abgelebte Muskelsubstanz, "Beefsteak" und "Koteletts" genannt durch seinen Verdauungs- und Denkapparat hindurchjagt.
> Wir sind seelisch und körperlich so krank, dass wir uns keine richtige Vorstellung von Krankheit mehr machen können."

Als Meisterwerk einer vollständigen Abhandlung über die Gesundheitslehre gilt das Buch von Professor Arnold Ehret "Die schleimfreie Heilkost". Darin schreibt Ehret u.a.:

> "Unser heutiges Leben ist eine Tragödie der Ernährung. 99,9 % aller Krankheiten .... sind ernährungsbedingt."

Unter schleimfreier Heilkost versteht er Obst- und Gemüserohkost sowie Nüsse, auf die der mensch-

liche Körper jedoch nur nach einer vorherigen Reinigungsphase durch Fasten problemlos umgestellt werden könne. Mit ihm sind sich viele Ernährungswissenschaftler darüber einig, dass nicht naturgemäße Ernährung des menschlichen Körpers, wie z.B. durch Körner und alle ihre Produkte, durch Milch und alle deren Produkte, zu der Verschleimung des menschlichen Körpers und mit dieser über Vergiftung und Schwächung zu Krankheiten jeglicher Art führt.
Das ist auch das Thema, mit dem sich **Dr. John Tilden** (1851 - 1940) in seinem Buch "Mit Toxämie fangen alle Krankheiten an" befaßt. Nach Dr. Tilden gibt es für alle Krankheiten nur eine einzige Ursache: Falsche Ernährung, die zur Vergiftung des Blutes, also zur Toxämie und über diese zur Schwächung des Körpers und allen Krankheiten führe. Von ihm stammen auch die Sätze:

> "54 Jahre unabhängigen Denkens, unbeeinflußt von Sekten oder Glauben, haben mich in die Lage versetzt, die wahre Ursache von "Krankheiten" zu entdecken."

Oder:

> "Die Heilung ist das Vorrecht der Natur und sie kann selbst dann, wenn sie dies wollte, dieses Vorrecht nicht an Ärzte oder die Akademien der medizinischen Wissenschaft delegieren."

Aber noch einmal zurück zu Professor Arnold Ehret. Sein Buch "Die schleimfreie Heilkost" beschließt er mit einem Kapitel, das er überschrieben hat mit "Eine Botschaft für Sie" und in welchem es u.a. heißt:

"Liebe Freunde!

Nach sorgfältigem Lesen der vorangegangenen Kapitel wissen Sie, dass Krankheit aus einer unbekannten, verwesten, gegorenen Masse von Stoffen im menschlichen Körper besteht, die – Jahrzehnte alt - sich besonders in den Därmen und dem Dickdarm befinden. Gleichfalls wissen Sie, wie unklug und unwissend es ist zu glauben, dass die Kenntnis darüber, was man essen soll, schon eine ausreichende Heilmethode ist.

Fast keiner der anerkannten Fachleute kennt die ungeheure Wichtigkeit einer gründlichen, tiefen Reinigung der menschlichen "Jauchegrube". Alle werden mehr oder weniger von der Natur "getäuscht", wenn sie einem Menschen dessen Magen- und Darmkanal durch seit Kindertagen aufgenommener Nahrung von Schleim und Zersetzungsprodukten eiweißhaltiger Nahrung verstopft sind, raten, reine Obstnahrung zu essen. Ich habe Sie über die Folgen unterrichtet: Wenn Gifte zu schnell aufgelöst werden und in den Kreislauf kommen, können ernste Folgen - sogar der Tod - eintreten. Und dafür wird dann die natürliche Nahrung des Menschen wie Orangen, Trauben, Datteln, usw., verantwortlich gemacht! Meine Lehren beweisen, dass die Unwissenheit bezüglich der Obstkost der "Stolperstein" für andere Fachleute der Ernährungswissenschaft ist, die selbst experimentelle Tests durchgeführt haben ....

Ich habe gezeigt, was der Mensch war, als er ohne "gekochte" Nahrung lebte - während

der prähistorischen Zeit (genannt Paradies) - als er Früchte aß, das "Brot des Himmels". Ich habe diesen "Dämon" in der Tragödie des menschlichen Lebens gezeigt und wie er ausgeschieden werden kann und muß, bevor der Mensch wieder emporsteigen kann zu einer paradiesischen Gesundheit, zu Glück, Immunität gegen Krankheiten und einem "Gottähnlichen" Wesen.
Wenn der Garten Eden - der Himmel auf Erden - jemals existiert hat, muß es ein "Obstgarten" gewesen sein. Jahrtausendelang wurde der Mensch durch eine falsche Zivilisation zum unbewußten Selbstmord verleitet, versklavt, um die falsche Nahrung zu erzeugen, "sein Brot im Schweiße seines Angesichtes zu verdienen". Unnatürliche Nahrung verursacht Krankheit und Tod."

Professor Ehret, der 1922 in den USA nach einem Vortrag an den Folgen eines Unfalles mit doppeltem Schädelbasisbruch verstarb, hatte zuvor zunächst in der Schweiz, dann in den USA Tausende von Menschen mit der von ihm entwickelten "schleimfreien Heilkost" geheilt.
Von **Dr. Max Bircher-Benner** (1867 - 1939), Arzt in Zürich, einem der großen europäischen Rohkost-Pioniere, stammt u.a. der Satz:

"Meine Erfahrung als Arzt hat mich gelehrt, dass die Ernährungsschädigungen die unsichtbarsten, aber gefährlichsten unter allen Feinden der Menschheit sind. Deshalb verlangt mein ärztliches Gewissen von mir, dass ich diesen Feind bis zu meinem letzten Atemzug bekämpfe."

Als Fehler von grundlegender Bedeutung in der Ernährung nannte er das Kochen, Backen, Braten, Rösten und Sterilisieren und des weiteren den Konsum von Weißmehl und dessen Produkten, poliertem Reis, isoliertem Zucker, die Zugabe großer Eiweißüberschüsse durch Fleisch, Innereien, Eier, Käse und zu viel Milch, überschüssige Fettmengen, Konservierungsstoffe und selbst das Schälen von Äpfeln und Birnen. Als besonders schädlich für das Nervensystem beurteilte er den Konsum von Kaffee, Tee, Kakao, alkoholischen Getränken und narkotischen Stoffen.

Er erkannte, dass es bei der Bewertung der Nahrungsmittel nicht nur auf die Quantität, also die Anzahl der Kalorien, sondern auf die Qualität ankomme. Wie vor ihm bereits Gustav Schlickeysen erfaßte er, dass das Weltall - vom größten bis zum kleinsten Atom - die Ordnung (der Kosmos) Gottes durchwaltet, also auch die Ernährung der Lebewesen auf dieser Erde und damit der atomare Aufbau der Nahrung durch jeglichen Eingriff, wie z.B. des Kochens, Backens, Bratens, Röstens, Sterilisierens, usw., in Unordnung komme und deswegen auch den Körper in Unordnung, in Krankheit führe. Die Nahrung - auch des Menschen - müsse in ihrem natürlichen, harmonischen Zustand verbleiben, da kein einziger künstlicher Eingriff in die Nahrung dieses natürliche harmonische Gleichgewicht in ihr verbessern könne. Nur durch natürliche Nahrung könne die den Körper des Menschen durchwaltende Ordnung und damit seine Gesundheit wiederhergestellt werden.

"Das ist der natürliche Heilweg, die ursächliche Therapie, die therapia magna: Ich nenne sie Ordnungstherapie."

1897, bereits im Alter von 30 Jahren, gründete er in Zürich eine Rohkost-Klinik, die noch heute in der ganzen Welt hohes Ansehen genießt. Dabei stützte er sich sicherlich auf seine von ihm wie folgt formulierte Überzeugung:

"Die Nahrung mit dem maximalen Wirkungsvermögen, dem höchsten Heilwert und überraschenden Nährwert aber ist eine richtig zusammengesetzte und zubereitete pflanzliche Rohkost. Ihre Heilwirkung im Zusammenhang mit geordnetem Leben grenzt ans Wunderbare. Sie "heilt" nicht die Krankheit sondern den Gesamtorganismus, dem sie die Kraft gibt, alles Krankhafte zu überwinden, so es nicht zu spät ist ......

Sie führt dem Körper nicht nur alle Nährstoffe, Vitamine und Mineralstoffe in einem harmonischen Gleichgewicht zu sondern auch die höchsten Organisationswerte ....

Deshalb ist die Rohkost die Heilnahrung par excellence und deshalb kommt sie auch bei jeder Krankheit, heiße sie, wie sie wolle, als Heilmaßnahme ersten Ranges zur Anwendung."

In seinem letzten Buch "Mein Testament - Vom Werden des neuen Arztes" führt er u.a. aus:

"Es hat seine besonderen Gründe, dass ich über das Werden des neuen Arztes zu berichten gedachte. Vor mehr als 40 Jahren begannen meine Beobachtungen und Arzterlebnisse, mich zur Vertiefung und Wandlung meiner Erkenntnisse und meines therapeutischen Handelns zu drängen. Bald sah ich mich in einem ungewollten Gegensatz zum schulmäßigen Arzttum gestellt. Kranke aus allen Ländern der Welt kamen in meine Kur und gaben mir Gelegenheit, den Unterschied zwischen ihren bisherigen und meiner Behandlung kennenzulernen. Immer wieder fragten sie mich: "Wie kamen Sie denn zu diesem neuen Heilweg?" Und diese Frage zwang mich, über mein Arztwerden nachzudenken. Das Ergebnis war für mich selbst überraschend. Ich habe in der Tat ein Stück des Werdens des neuen Arztes an mir selbst erlebt, daher muß ich von meinem eigenen Erleben berichten, da es mir scheint, so das Werden des neuen Arztes am besten schildern zu können.

Der Behandlungsunterschied, der meinen Patienten zuerst auffällt, ist der fast gänzliche Wegfall der Medikamente und die Neuregelung der alltäglichen Lebensgeschehnisse, so der Ernährung und der Lebensordnung.

"Wie, die Nahrung soll unser Heilmittel sein?", so lautet stets die erste Frage. Andere sagen: "Bisher war mir verordnet, bis 11 Uhr vormittags im Bette zu bleiben. Sie aber heißen mich, früh aufzustehen und früh zu Bette zu gehen. Warum dieser Unterschied?" - Angst vor frischer Luft, vor jedem Luftzug bringen sie alle mit. Hier gilt Tag und Nacht frische Luft. Das Hautorgan wird dem Einfluß von Luft und Sonne, dem Wechsel von warm und kalt ausgesetzt, bisher aber war es sorglich vor jedem Lufthauch, jedem Sonnenstrahl, jeglicher Kälte behütet worden. Warum dies? Auch hören die Patienten hier die ihnen neue Botschaft, dass nicht nur der Arzt sich um ihre Gesundung bemühen muß sondern auch sie selbst, ja, dass sie vor allem selbst für den Erfolg verantwortlich sind. Zur Überwindung gehöre die harmonische Zusammenarbeit von Patient, Arzt und Gott.

Solche Lehren und Heilwege sind zwar in der Medizin nichts Neues, aber die Zahl der Ärzte, die sie verwirklichen, ist relativ sehr klein. Unsere Kranken haben in der Regel jahrelange, erfolglose Behandlung hinter sich. Sie erwarten die Heilung durch die verordneten Mittel, nicht durch eigenes Verhalten. Umso größer ist ihr Erstaunen, wenn der neue Heilweg ihnen die Gesundheit zurückbringt."

Und an anderer Stelle:

"Als ich nun die Frage nach der Energieorganisation in den Nahrungsmitteln stellte, erhielt ich die Antwort auf meine großen Fragen, die Lösung des Rätsels. Den Entwicklungsprozeß dieser Erkenntnis und die mir mögliche theoretische Begründung habe ich seit 1904 in einer Reihe von Büchern veröffentlicht und in Vorträgen vor Ärztegesellschaften in Stuttgart, Hamburg, London, Paris, Berlin, Dresden, Meran, Wien dargelegt. Im Januar 1900 machte ich der Ärztegesellschaft der Stadt Zürich Mitteilung von meinen Beobachtungen, hoffend, dass ich bei meinem Suchen Unterstützung durch Kollegen und durch die Klinik fände. Statt Mithilfe kam die Antwort: "Herr Bircher hat die Grenzen der Wissenschaft verlassen!"

Von nun an galt ich bei meinen schweizerischen Kollegen als Outsider. Man schalt mich "Vegetarianer", "Rohköstler", "Rohkost-Apostel". In meiner Lehre fand man Mystik und Metagalaxis. Ich sei unwissenschaftlich. Die Heilerfolge erklärten sich durch Suggestion, denn das Verständnis für die Wirkungen der Nahrung auf den menschlichen Organismus fehlte ihnen total, wie vorher ja auch mir. Meine Heilkost nannten sie eine Hungerkost und warnten, wo es immer möglich war, jeden Kranken, der in meine Behandlung kommen wollte, vor ihr, da er unfehlbar durch "Eiweißunterernährung" in meiner Behandlung irreparablen Schaden leiden würde. Sandte ich einen Artikel an die Schweiz. med. Wochenschrift, so kam er zurück. Das Wort war mir in der Schweiz abgeschnitten."

So setzte sich Dr. Max Bircher-Benner weltweit zunächst im Ausland durch. Erst nachdem er 20 Jahre im Widerspruch zur herrschenden Ernährungslehre gestanden hatte, kam die große Wandlung in der Ernährungsforschung, die ihm eine unerwartete Stütze wurde. Im Dezember 1935 erlebte er, dass der damals bedeutendste Hygieniker Deutschlands, Professor Dr. Werner Kollath, in Rostock seine These von der Energieorganisation in den Nahrungsmitteln als deren eigentlichen Wert nicht nur verstand, sondern auch bestätigte. So war er trotz der Ärztegesellschaft von Zürich wieder "wissenschaftlich" geworden.

Professor Kollath war es auch, der über Dr. Max Bircher-Benner äußerte:

> "Von ihm ging ein Zauber aus, den man unwillkürlich mit dem Wirken eines Sehers verbinden mußte. Seine leise Stimme, sein tiefes Verstehen menschlicher Schwächen, auch bei seinen Gegnern, sein feiner Humor, machten die Unterhaltung mit ihm unvergeßlich. Er sprach niemals etwas Unwesentliches, die kleinste Bemerkung zeigte eigenes Urteil. Bircher-Benner war der geborene Arzt, der in der Geschichte der Medizin unter die Großen gerechnet werden wird."

1937 berief eine britische Organisation den 70jährigen zur Mitwirkung am Regierungsfeldzug für die Volksgesundheit und der Oxforder Ernährungsforscher Mc Carrison nannte sein Lebenswerk einen der größten Dienste an der Menschheit.

Kein Medizinstudent, kein angehender Arzt sollte die Lektüre dieses seines Buches "Mein Testament - Vom Werden des neuen Arztes" versäumen, aus dem hier nur wenige Absätze zitiert werden konnten.

Nach dem schwedischen Ernährungsreformer, einem studierten Philosophen, **Are Waerland**, geboren - wie Dr. Bircher-Benner - im Jahre 1867, nannte sich die seinerzeit in Europa bekannte Waerland-Bewegung. Gefordert wurde strenger Vegetarismus, Rohkost zum Beginn jeder Mahlzeit. Kartoffeln werden in der Schale gegessen. Roggenvollkornbrot, Milch als Quark und Sauermilcharten (Dickmilch) sind erlaubt. Anstelle des Müsli der Bircher-Benner-Rohkost propagiert

Waerland Vierkornkruska aus Weizen, Roggen, Hafer und Gerste. Verboten sind Fleisch, Fisch, Eier, Genußgifte, Kochsalz und Industriezucker. Obst und Gemüse sollen von biologisch gedüngten Böden stammen und nicht gespritzt sein. Geschlafen wird bei offenem Fenster. Die Haut wird täglich trockengebürstet mit nachfolgender Bewegung, Ruhe nach dem Essen. Zwischen Abendessen und Schlafen soll ein Spaziergang Entspannung bringen. Empfohlen wird ein warmes Bad oder Saunabad einmal wöchentlich.

Mit 24 Jahren - angestoßen durch eine Erkrankung - hatte Waerland begonnen, sich mit Fragen der Ernährung zu befassen. Er ist Verfasser einer Reihe sehr lesenswerter Bücher, darunter seiner Hauptwerke:

> "Aus dem Hexenkessel der Krankheiten" (Hauptwerk Band I),
> "Der Weg zu einer neuen Menschheit - Eine Gesamtschau des Gesundheitsproblems" (Hauptwerk Band II).

In seinem Buch "Der Weg zu einer neuen Menschheit" finden sich u.a. folgende Stellen:

> "Niemals vergesse ich z. B. meine Begegnung mit Frau Professor Elly Ney, der weltberühmten Pianistin. Nach einem meiner ersten Vorträge war sie zur Waerland-Kost übergegangen und erzählte mir ihre Erfahrungen ein Jahr später in folgenden Worten:
> "Herr Waerland, ich weiß nicht, wie ich Ihnen danken soll. 20 Jahre habe ich versucht, so gesund wie möglich zu leben, nach allen mir bekannten Reformrichtlinien aber mit wenig Erfolg. Dann kamen Sie nach Deutschland.

Nach Ihrem ersten Vortrag habe ich meine Lebensweise umgestellt und fühle mich jetzt wie neugeboren. Ich bedaure nur, dass ich Ihre Lebensweise nicht früher gekannt habe. Was hätte ich dann noch als Pianistin erreichen können!"

Ich habe immer gesagt, dass wir es nicht mit einzelnen Krankheiten zu tun haben sondern mit einem kranken Körper. Schon der große geniale Arzt der Griechen, Hippokrates, welcher der Vater der modernen Medizin genannt worden ist, lehrte, dass man die einzelnen Krankheiten nur dadurch heilen und endgültig beseitigen könne, dass man den Körper wieder vollständig gesund macht oder - wie wir in der Waerland-Bewegung sagen - dass man den ursprünglichen biologischen Lebensrhythmus des Körpers wiederherstellt.

Im Lebensrhythmus haben wir den Schlüssel, der allen Krankheiten vorbeugt ....

Die Entgleisung des zivilisierten Menschen von der ursprünglichen artgemäß richtigen biologischen Lebensweise hat alle zivilisierten Menschen ohne Ausnahme zu potentiellen (zukünftigen) kranken Menschen gemacht. Was alle zivilisierten Menschen gemeinsam haben und was sie alle charakterisiert, ist, dass sie - biologisch gesprochen - ohne Ausnahme "keine ganzen Menschen" mehr sind. "Ganzer Mensch" will hier im ursprünglichen Sinne als "ein physisch und psychisch vollkommener Mensch" verstanden sein. Medizinisch bedeutet das, dass ein sol-

cher Menschenkörper tadellos funktioniert so wie es die Natur vorgesehen hat und überhaupt nicht mehr erkranken kann ......
So wie die Menschen jetzt ihre normale Lebensweise geordnet haben, ist das Leben aller zivilisierten Menschen ein Hasard- oder Roulettespiel, bei dem sie ihr teuerstes Erbe, einen vollkommen richtig funktionierenden Körper, weggespielt haben. Die Folge davon ist, dass kein zivilisierter Mensch - inbegriffen die ganze Ärzteschaft mit ihren Professoren, Fakultäten und Medizinalräten - weiß, welchen Krankheiten er morgen anheimfallen wird. "Gesundheit" ist für alle diese Menschen nichts anderes als eine kurze oder längere Zeitspanne zwischen Krankheiten, die wieder und wieder in der selben Weise auftauchen aus dem versumpften Boden ihrer Körper - ganz wie die Pilze in der Feuchtigkeit und dem Dunkel des Herbstes .....
In allen Berufen bezeugen die Waerlandisten, dass ihre Leistungsfähigkeit sich verdoppelt und - wie oben gesagt - die unberechtigte Müdigkeit für immer verschwunden ist. Das zeigt, dass wir in unserer Lebensweise so von dem biologisch Normalen abgeirrt sind, dass ein zivilisierter Mensch nicht mehr als höchstens 50 % der Leistungsfähigkeit seines Körpers benutzen kann ......
Aber die überzeugendsten und markantesten Beweise bekommen wir doch von den Frauen, die - nachdem sie die Waerland-Lebensweise 3 bis 5 Monate an sich durchgeführt hatten, sich verheirateten und Kinder

bekamen. Viele dieser Frauen bezeugen, dass ihre Monatsschmerzen endgültig verschwinden, dass die Schwangerschaft ohne Störungen, ohne Erbrechen und Schweiß vor sich geht, dass sie sich die ganze Zeit leistungsfähig und vollkommen gesund fühlen, und dass schließlich die Entbindung in kurzer Zeit - gewöhnlich in 20 Minuten - vorüber ist. Auf diesem Gebiet zeigt es sich also, dass die Waerland-Lebensweise den Frauenkörper zu einem normalen Funktionieren zurückgeführt hat, was sich besonders an solch lebenswichtigen Umständen erweist. Aber das Allerwichtigste ist, dass die Lebensfrucht selbst, der neugeborene Säugling, einzig dastehend in ihrer Vollkommenheit ist. Überall in den Entbindungsanstalten der verschiedenen Länder bezeugen die Ärzte nach der Entbindung einer Waerlandistin, dass sie niemals einer leichteren Entbindung beigewohnt und nie eine vollkommenere Lebensfrucht gesehen haben ....

Das Erstaunlichste am Waerland-System ist, dass es die Menschen nach der durchgeführten Umstellung ihrer Ernährungsweise vollständig von jedem Verlangen nach Genußgiften befreit ....

Der Griff nach Reizmitteln und Genußgiften hängt grundsätzlich mit der Primitivität des menschlichen Denkens zusammen und mit der Unkenntnis der physiologischen Gesetze. Sie veranlaßt die Menschen, billige, kurze Wege zum Lebensgenuß durch Gifte zu finden, ohne dem Körper gleichzeitig Energiestoffe zu geben und ihn so zu pflegen, dass er uns gerade das schenken kann, was wir Genuß nennen. Innerhalb aller Völker der Erde gibt es jedoch schon eine ständig wachsende Elite, deren Angehörige sich von diesen Reizmitteln für immer befreit haben ......

Soweit ich sehen kann, muß die Medizin der Zukunft ihr ganzes Lehrgebäude auf grundlegenden Prinzipien aufbauen:

1.) Wir haben es nicht mit Krankheiten zu tun sondern mit Fehlern in der Lebensführung. Beseitigt diese Fehler und die Krankheiten werden verschwinden.

2.) Man heilt niemals eine Krankheit, sondern man heilt einen kranken Körper.

3.) Man heilt einen kranken Körper nur dadurch, dass man seinen ursprünglichen biologischen Lebensrhythmus wiederherstellt. Im Lebensrhythmus also haben wir den Schlüssel zu dem ganzen Problem. Ist unser Lebensrhythmus einmal erreicht, dann steigert sich die Widerstandskraft des Körpers gegen alle Bazillen und Gifte in einer solchen Weise, dass mit einem Mal vollbracht ist, was die oben erwähnten Forscher Flemming und seine Nachfolger vergebens zu erzielen versuchten:

-- Eine endgültige Heilung in kurzer Zeit und Beseitigung der Krankheit für immer,
-- ein hundertprozentiges Vorbeugen gegen jede Krankheit,
-- eine hundertprozentige Immunität gegen alle Krankheiten ......"

In dem Zusammenhang dieser Betrachtungen darf man auch den deutsch-jüdischen Arzt **Dr. Max Gerson** nicht vergessen, der rassisch und von seinen Kollegen beruflich sein Leben lang verfolgt worden war. Dieser - 1881 geboren - litt als Medizinstudent an schwerer Migräne, die nach Auskünften der Ärzte unheilbar war. Er entdeckte und erfuhr, dass er diese schwere Migräne selber heilen konnte durch den Verzehr rohen frischen Obstes und Gemüses mit der Folge, dass er später auch seine Patienten mit dieser neuen "Migräne-Kost" erfolgreich behandelte. Da einer seiner Migräne-Patienten erklärte, von dieser Kost auch von seiner Hauttuberkulose geheilt worden zu sein, ging Gerson - zunächst äußerst skeptisch - diesem Hinweis nach und begann seine revolutionären Theorien von der Ernährung als Schlüssel zu Krankheit und Gesundheit zu formulieren. Dr. Ferdinand Sauerbruch, Deutschlands führender Tuberkulose-Spezialist, wurde auf Gersons Erfolge bei der Lupus-Therapie aufmerksam und arrangierte einen Test mit 450 "unheilbaren" Lupus-Patienten an der Universitätsklinik München. Bis auf 4 Ausnahmen genasen alle Versuchsteilnehmer (99 %!), die nach "Gerson-Diät" lebten. Dass die Schulmedizin desungeachtet auch heute noch Hauttuberkulose für unheilbar hält und erklärt, steht auf einem anderen Blatt.
Dann begann er auch Lungentuberkulose mit seiner Diät zu behandeln. Er heilte damit z.B. die Frau Albert Schweitzers von deren Lungentuberkulose, nachdem bei dieser alle schulmedizinischen Maßnahmen versagt hatten. 1934 veröffentlichte er sein Buch "Ernährungs-Therapie bei Lun-

gen-Tuberkulose", in welchem der Fall Helene Schweitzers als Fall 45 dokumentiert ist. Albert Schweitzer heilte er in dessen 75. Lebensjahr mit seiner Rohkost-Therapie von dessen unheilbarem Diabetes II und deren gemeinsame Tochter von einer unheilbaren Hautkrankheit.

Gerson emigrierte 1933 über Wien und Frankreich in die USA, wo er eine Vielzahl an Krebs im Endstadium erkrankter Menschen – austherapiert von der Schulmedizin - mit seiner für Schulmediziner ganz und gar unorthodoxen Methode der Rohkost-Ernährung mit Früchten und Gemüse heilte. Wie alle Abweichler vom Pfade schulmedizinischer Behandlungsweisen - erinnert sei z.B. nur an Semmelweiß und Issels - wurde er in den USA von der amerikanischen Ärztegesellschaft ständig verfolgt, konnte sich gegen sein Berufsrisiko nicht versichern lassen. Doch - obwohl er Tausende von Schwerkranken behandelte - gelang es nie, ihn wegen eines "Kunstfehlers" anzuklagen. Das von ihm hinterlassene Hauptwerk lautet: "Eine Krebs-Therapie, 50 geheilte Krebsfälle". Gerson, der in seiner Klinik nur aufgegebene Patienten aufgenommen hatte, referierte 1952 an der Universitätsklinik in Zürich über seine Erfolge anhand von Röntgenaufnahmen und anderen objektiven Untersuchungsbefunden. Darüber berichtet **Dr. med. Karl Suter** als einer seiner damaligen Zuhörer in seinem Buch "Länger leben ohne zu altern": „Nach seinem Vortrag war das ganze Auditorium so erschüttert und ergriffen von seinen Resultaten, dass alle wie geschlagen waren und nach langem Schweigen schließlich Professor Brunner sagte: "Wenn wir alle perplex sind von den Erfolgen mit diesen einfachen Mitteln der Diät und wir mit unseren ungeheuren Aufwendungen nicht annähend an die Resultate von Gerson herankommen, so bewahrheitet sich hier erneut, dass das Große einfacher Natur ist."

Gerson war zu der Erkenntnis gelangt, daß alle chronischen, degenerativen Krankheiten, deren Ursachen die Schulmedizin nicht kennt, und die sie deshalb auch nicht heilen kann, nur eine entscheidende Ursache haben:

Schwächung der Immunitäts-, Regenerations- und Selbstheilungskräfte des Körpers, sowie dessen Vergiftung durch falsche Ernährung.

Er ermöglichte dem Körper der Erkrankten, sich selbst zu heilen, indem er den Körper einerseits überflutete mit lebendiger Nahrung, die die Selbstheilungskräfte wieder aufbaute und andererseits entgiftete durch Kaffee- ggfls. auch Rizinuseinläufe. Seine Krebspatienten erhielten z.B. jeden Tag stündlich 13 Glas frisch ausgepreßten Saft von Obst einerseits und Gemüse andererseits, daneben frisches Obst, frische Salate, auch Gemüsesuppen, gekochte Kartoffeln und Leinöl. Die tägliche Nahrungsmenge entsprach auf diese Weise etwa 8 bis 10 kg Obst und Gemüse, etwa 3000 Kalorien. Die Entgiftung des Körpers durch täglich z.B. 6 Kaffee-Einläufe war notwendig, um eine tödliche Vergiftung des Patienten durch sich lösende Gifte und Tumormassen zu verhindern. Anläßlich derartiger Behandlung von Krebspatienten durch Dr. Gerson ergab sich, daß diese Therapie gleichzeitig auch alle anderen etwa vorhandenen Krankheiten, wie Arthritis, Arthrose, Diabetes, Herpes, Stoffwechselerkrankungen,

Suchtkrankheiten jeglicher Art, usw., usw. heilte, weil die Ursache aller dieser Symptome letztlich nur die Unterernährung und Vergiftung des jeweiligen Patienten durch unsere übliche Zivilisationskost war, der durch Kochen, Braten, Grillen oder Dünsten aller für den menschlichen Körper lebenswichtigen Bestandteile beraubt, geschwächt, abgetötet oder verändert worden war.
In seinem Buch „Eine Krebs-Therapie – 50 geheilte Krebsfälle" lesen wir u.a.:

> „Wir können dem Massenmörder Krebs vorbeugen und ihn heilen, wenn wir die Gesetze der Ganzheit in der Natur und in unserem Körper verstehen lernen. Wir müssen beide berücksichtigen, wenn wir den Krebs wirksam behandeln wollen; dann können wir lernen, ihn selbst in fortgeschrittenen Fällen zu heilen .....
>
> Da die Wissenschaft bis heute noch nicht alle Enzyme, Vitamine und biologischen Funktionen der Hormone und Mineralien kennt, sollten wir vorsichtshalber Lebensmittel in ihrer natürlichsten Form essen, so wie sie die Natur geschaffen hat, am besten biologisch angebaute Produkte. So gehorchen wir den Gesetzen der Natur, und so überlebte die menschliche Spezies über Jahrtausende, bevor es eine Wissenschaft gab. Auf diese Weise nehmen wir alle bekannten und unbekannten Vitamine und Enzyme zu uns, vor allem die unbekannten, „das Leben stimulierenden Substanzen", um Professor Kollath zu zitieren. Die Nahrung sollte so frisch wie möglich sein

und nicht durch Raffinieren oder Konservieren geschädigt werden, wie das z.B. bei der Dosennahrung der Fall ist. Frische Nahrung enthält alle notwendigen Substanzen in der richtigen Menge. Mischung und Zusammensetzung, und ihre Zufuhr wird durch Instinkt, Hunger, Geschmack, Geruch, Aussehen und anderen Faktoren reguliert ....

In der Hand des Arztes kann die Nahrung die höchste und beste Medizin sein (Arkanum). Die Ernährung muß die Grundlage jeder medizinischen Therapie sein, doch sie selbst sollte keine Therapie sein. Sie versetzt die Natur in die Lage, ihre eigene Heilkraft zu entwickeln und voll zu entfalten. Doch selbst die Ernährung unterliegt dem Einfluß des Himmels und der Erde. Darum muß der Arzt ihre Zusammensetzung studieren, um sie zur rechten Zeit richtig anzuwenden und die Macht der Krankheit zu brechen."

Als Gerson 1959 starb, schrieb der weltbekannte Nobelpreisträger und Arzt, Professor Dr. Albert Schweitzer in einem Nachruf:

"Für mich ist er einer der größten Genies in der Geschichte der Medizin."

Nach Dr. Gerson's Tod wurde die Gerson-Therapie praktiziert in einem Hospital in Tijuana, Mexico, der einzig voll lizensierten Gerson-Klinik, die wie zuvor das Hospital Meridian de Playas und danach das Hospital Oasis of Hope dort auf Betreiben der jüngsten Tochter Dr. Gersons, Frau Charlotte Gerson, eingerichtet und betrieben wurde. Hunderte von der Schulmedizin aufgege-

bene Krebskranke wurden dort mit der Gerson-Therapie auf Dauer geheilt.
An dieser Stelle vermag ich nicht umhin, auf den österreichischen Heilpraktiker **Rudolf Breuß** zu verweisen, einen ebenso einfältigen wie ehrlichen Geist, der mitteilt, dass er ca. 2000 Patienten von Krebs jeglicher Art mit seiner "Krebskur total", einer sechswöchigen Gemüsesaft-Fastenkur, geheilt habe, nachzulesen in seiner diesbezüglichen Schrift, die unangefochten seit Jahrzehnten in deutschen Reformhäusern ausliegt. Einleuchtend, wenn man bedenkt, dass diese Kur den Körper entlastet von der Verdauung, entlastet von der schwächenden Vergiftung durch die Zufuhr sog. "gutbürgerlicher Kost" und massiv stärkt durch Energiezufuhr für die Selbstheilungskräfte des Körpers durch Aufnahme natürlicher Nahrung in ihrer leichtest verdaulichen Form.
Dr. Paul C. Bragg war ein in den USA bekannter Ernährungs- und Gesundheitsberater. Er hat Politikern, der englischen Königsfamilie, Sportlern, Hollywoodstars und vielen anderen geholfen, gesund zu werden oder gesund zu bleiben. Er war fast ein Jahrhundert ein lebender Beweis dafür, daß seine „Methode für gesunde, natürliche Lebensweise“ Wunder wirkt! Er selbst war das beste Zeugnis für die Richtigkeit seiner Lehren. Als Ur-Urgroßvater konnte er noch kilometerweit laufen und schwimmen, Tennistourniere mitmachen, an Laufwettbewerben teilnehmen, Berge besteigen, Gewichtstraining mit Hanteln durchführen. Er konnte beim Spazierengehen, beim Laufen und anderen Sportarten Menschen überflügeln, die nur ein Drittel seines Alters aufwiesen. In dem ge-

meinsam mit seiner Tochter Dr. Patricia Bragg verfaßten Buch „Toxicless Diet", 1996 im Waldthausen Verlag in Deutschland erschienen unter dem Titel „Ernährung ohne Schadstoffe – Reinigung und Heilung des Körpers durch Sonnenkost" heißt es unter „Alterslosigkeit" u.a.:

> „Meiner Meinung nach ist es möglich, in völliger Alterslosigkeit zu leben. Sehen wir uns die Gründe dafür an: Alle drei Monate hat sich das Blut vollständig erneuert; also wird das Blut nicht alt. Alle elf Monate haben sämtliche Körperzellen sich erneuert; also haben Sie heute in elf Monaten einen neuen Körper. Alle zwei Jahre haben Sie ein völlig neues Skelett; also werden Sie alle drei Jahre neu geboren. Wenn Sie nun den Körper sauber halten, indem Sie schadstoffreie Nahrung essen – wie können Sie dabei krank werden? Wie können Sie dabei altern? Nur eine Krankheit kann Sie umbringen. Die Zeit tötet nicht."

Das Kapitel „Warum sterben" beendet er mit der Aufforderung:

> „Denken Sie daran, daß der Tod den Körper ereilt, wenn er so sehr mit Schadstoffen gesättigt ist, daß er nicht mehr arbeiten kann. Werden Sie der Schadstoffe Herr, und Sie werden Herr Ihres Lebens."

Unter der Überschrift: „Menschen, die sich weigern, zu altern", führt Dr. Bragg u.a. aus:

> „Als Ernährungsberater von Hollywood-Stars kenne ich viele Frauen, die der Zeit trotzen, weil sie gelernt haben, sich schadstoffrei zu ernähren und ihren Körper zu reinigen. Niemand würde ihr Alter erraten, weil sie mit

50 wie 30 und mit 60 wie 40 aussehen und auftreten. Die äußeren Kennzeichen dieser Jugendlichkeit, der die Zeit nichts anhaben kann, sind aufrechte Haltung, eine wohlgeformte Brust, straffe, glatte Haut im Gesicht und am Hals, feste Muskeln und jene besondere Ausdruckskraft und Anmut, die typisch für eine gesunde Frau ist. Mit 50 sehen diese Frauen in Tennisshorts und ärmellosen Kleidern immer noch reizvoll aus ....

Keine Frau braucht mehr alt auszusehen, wenn sie über die Zeit und Disziplin verfügt, ihren Körper zu reinigen, und ich bin davon überzeugt, daß Frauen auf diese Weise ihr Leben lang jugendlich und feminin bleiben können ....

Einige Männer, die beim Film oder beim Fernsehen arbeiten, haben meine Ratschläge befolgt und sich eine jungenhafte Figur und eine jugendliche Stimme bewahrt, obwohl sie bereits ihr 6. Lebensjahrzehnt erreicht haben. Sie fühlen sich, als ob sie 20 Jahre jünger wären und benehmen sich auch so. Viele meiner Schüler sind 60 oder 70 Jahre alt und sehen wie Dreißiger oder Vierziger aus.

Einer der ungewöhnlichsten Männer der Welt ist Robert Cummings, der hervorragende amerikanische Schauspieler und Fernsehstar, Autor und Vortragskünstler. Er legte großen Wert auf eine natürliche, gesunde Lebensweise und sah als über Sechzigjähriger noch jugendlich wie ein früher Dreißiger aus.

Die meisten Männer begehen Ernährungssünden. Wenn sie allein auf sich gestellt sind,

> versuchen sie, von Schinken, Eiern, Toast, Steak und Bratkartoffeln zu leben. Das ist der Grund dafür, warum die Zeitungen voll sind mit Todesnachrichten, die Männer in den frühen Vierziger-, Fünfziger und Sechzigerjahren betreffen.
>
> Diese Männer sterben nicht nur jung, sondern sie leiden auch an zahlreichen Krankheiten, weil sie die Grundsätze einer richtigen Ernährung wissentlich oder unwissentlich mißachten."

Unter der Überschrift „Wer gesund sein will, wird oft ausgelacht", erfährt man u.a.:

> „Leute wie mich nennt man „Fanatiker", „Spinner" oder „Gesundheitsapostel". Schuld daran sind weitgehend die Produzenten raffinierter und toter Nahrungsmittel. Wenn es fanatisch ist, nach den Naturgesetzen und Gottes Plan zu leben, dann möchte ich gerne der größte Fanatiker auf dieser Welt sein. Ich bin stolz darauf, Gott und der Natur nahe zu sein. Ich achte auf meine Gesundheit, und ich beabsichtige, sie bis zu meinem letzten Atemzug zu verteidigen.
>
> Aus diesem Grund ist es besser, Verwandten und Bekannten nichts davon zu erzählen, wenn Sie beschließen, sich von nun an schadstofffrei zu ernähren. Das ist Ihre persönliche Angelegenheit. Informieren Sie nur die, die unbedingt Bescheid wissen müssen. Die Durchschnittsmenschen, die den Magen täglich mit drei großen Mahlzeiten vollstopfen, glauben, Krankheiten, vorzeitige Alterung und Tod seien unabwendbares „Schicksal".

Ich nenne diese Menschen „lebende Tote", sie sind innerlich verrottet, sie sind vergiftet und verstopft. Es hat keinen Sinn, mit ihnen zu diskutieren. Sie leben alle nach dem gleichen Schema. Sie haben eine kurze Jugend und ihr körperlicher Verfall beginnt viel zu früh."

In diesem Buch haben Dres. Paul und seine Tochter Patricia Bragg ihre persönliche Botschaft wie folgt veröffentlicht:

„Es ist unser aufrichtiger Wunsch, daß alle Menschen eine paradiesische Gesundheit erlangen und Wesen ohne Schmerzen und Leiden werden. Wenn Sie dieses Buch sorgfältig studiert haben, wissen Sie, daß alle körperlichen Beschwerden des Menschen ihren Ursprung in gärenden oder faulenden Substanzen im Körper haben. Diese Stoffe können sich seit vielen Jahren im Dünndarm und im Dickdarm angesammelt haben. Wir haben darauf hingewiesen, daß es keine besondere Diät für bestimmte Krankheiten gibt. Mit dem hier vorgestellten Gesundheitsprogramm können Sie jedoch den Körper durch den Verzehr von rohem Obst und Gemüse und durch Fasten reinigen. Nur eine allmähliche Reinigung kann die „menschliche Jauchegrube" entleeren. Ich habe Sie auf die Reinigungskrisen aufmerksam gemacht, die Sie hin und wieder erdulden müssen. Sie werden sich dann schwach fühlen und oft auch sehr mutlos. In diesen Stunden brauchen Sie viel Kraft; denn während solcher Krisen – gerade wenn es Ihnen am schlechtesten geht – ist die Reinigung am intensivsten. Dies ist der

Grund dafür, warum Schwächlinge, Heulsusen und Menschen mit einem schwachen Darm an diesem Programm der Regeneration und Verjüngung scheitern.
Schwächlinge wünschen sich ein Heilverfahren, das von ihnen keinerlei Mühe verlangt. Aber die Natur arbeitet nicht so. Die meisten bedauernswerten Kranken halten Gott für einen gütigen und verzeihenden Vater, der sie ohne eigenes Bemühen in den Garten Eden einläßt und Sie für die Mißachtung der Naturgesetze nicht bestraft. Sie können Ihren eigenen Garten Eden entdecken und unabhängig vom Klima darin leben. Sie brauchen nur den Körper von seinen Schadstoffen zu befreien und Sie erreichen ein Stadium der Gesundheit und Jugendlichkeit, das Sie nie für möglich gehalten haben. Sie können alterslos werden und die biologische Alterung fast zum Stillstand bringen. Wenn der Körper frei von tödlichen, giftigen Substanzen ist, erreichen Sie einen körperlichen, seelischen und geistigen Zustand, der Sie in jedem wachen Augenblick glücklich macht und Ihr Leben um viele junge, aktive, frohe Jahre verlängert. Wenn Sie diese Stufe der körperlichen, seelischen und geistigen Gesundheit erklimmen wollen, muß Ihr Motto von nun an lauten: Die Gesundheit zuerst!
Seien Sie körperlich, seelisch und geistig so stark, daß nichts Sie dazu bringen kann, wieder den alten, falschen Weg zu gehen. Der Geist muß der Herr des Körpers sein. Gott segne Sie und gebe Ihnen die Kraft, den Mut

und die Geduld, Ihre Lebensgewohnheiten zu ändern und in den Garten Eden zurückzukehren!

Wir wünschen Ihnen Gesundheit, Kraft, Vitalität, Glück und Jugend bis ins hohe Alter!"

Dr. Bragg fastete auch häufig, fast jede Woche einmal, fast jedes Vierteljahr eine Woche bis 10 Tage. Eines seiner bedeutendsten Bücher hat er über die „Wunder des Fastens" geschrieben. Daraus entnimmt man auch, daß dieser von Gesundheit nur so strotzende Mann kein Lebenskostverächter war, daß er sich zeitweise auf Capri, zeitweise an den Stränden Kaliforniens aufhielt und sich nicht scheute, im Winter im Meer zu baden, nachdem ein Loch in das Eis gehackt worden war. Zu der Ernährungsumstellung und die sie bewirkenden Erkenntnisse und Folgen war er wie viele andere gekommen, nachdem ihm, als er mit 16 Jahren an Tuberkulose erkrankt war, Ärzte erklärt hatten, daß mit der Heilung dieser Krankheit nicht mehr zu rechnen sei. Damals hatte die Schweizer Krankenschwester ärgerlich geschimpft: „Diese Ärzte haben von Tuberkulose überhaupt keine Ahnung. Ich bin froh, wenn ich wieder in ein Sanatorium in die Schweiz zurückkomme, wo Ärzte diese Krankheit heilen können." In der Schweiz heilte dann Dr. August Rollier den 16jährigen Bragg von seiner „unheilbaren" Lungentuberkulose. Dr. Rollier war überzeugter Anhänger von frischen Obst- und Gemüsesäften, gab seinen Patienten nur Regenwasser oder Wasser aus geschmolzenem Schnee.

Der Arzt und Ernährungsforscher, **Professor Dr. Werner Kollath**, (1882 - 1970), hatte 1952 Dr. Gerson sein neuestes Buch „Die Ordnung unserer Nahrung“ überreicht mit der Inschrift: „In Dankbarkeit für Ihre Lehre: Das Unheilbare ist heilbar.“ In diesem Buch hatte Werner Kollath zum Thema der Heilung durch pflanzliche Frischkost u.a. erkannt:

> "Auf einen Irrtum möge aufmerksam gemacht werden. Oft hört man: "Essen Sie pflanzliche Frischkost, dann werden Sie gesund durch diese Kost!" Hier liegt im Fall einer Gesundung aber ein anderer Zusammenhang vor: Der Patient wird nicht durch Frischkost gesund sondern bei der genannten Kost. Denn nicht die Frischkost macht ihn gesund wie ein Pharmakon, sondern sie erlaubt es dem Organismus, aus einer zum krankhaften Symptom führenden gestörten Stoffwechsellage von selbst aufgrund der noch vorhandenen Regulationsmöglichkeiten zu seiner Gleichgewichtslage zurückzukehren, von der er infolge fehlerhafter Ernährung abgewichen war."

Zu recht erkannte Prof. Kollath:

> "Am vollkommensten erfüllt die Nahrung ihren Zweck in möglichst natürlichem Zustand."

Gleichzeitig schränkte er jedoch ein:

> "Hier will ich dazu nur sagen, dass ich nie gesagt habe: "Laßt unsere Nahrung natürlich", sondern stets "so natürlich wie möglich".

Der Komplex dieser vier Worte umfasse seine Devise. Der "liberale" und kompromißbereite Arzt und Ernährungsforscher fand denn auch:

"Es ist selbstverständlich, dass das Ideal nie vollkommen erreicht werden kann. Trotzdem besteht es als Richtziel und deshalb wird man richtig handeln, wenn man die Gesundheitsforderungen stets über das dem Durchschnitt gerade Mögliche hinaus aufstellt. Sache der Gegenwart ist es, das Erreichbare durchzusetzen und das Erwünschte zu erstreben. Dann muß langsam eine Annäherung an das Ideal erreicht werden."

Kollath brachte folgende Ordnung in unsere Nahrung, so wie sie allenthalben üblich ist: Zunächst schied er Lebensmittel (vollwertig) von der Gruppe der Nahrungsmittel (teilwertig). Den ersten Rang in der Gruppe vollwertiger Lebensmittel erkannte er den natürlichen, unveränderten Lebensmitteln zu und zwar aus dem Pflanzenreich den Samen, wie z.B. Nüssen aber auch dem Getreide, den Früchten, aus dem Bereich der Gemüse, wie z.B. Tomaten, Gurken, Paprika, Melonen, Kürbis, usw., den Früchten aus dem Bereich des Obstes einschließlich des Honigs, jedwedem Gemüse, dann aber auch aus dem Tierreich den Eiern von Vögeln und Fischen (Rogen) als auch der Milch von Kuh, Ziege und Schaf und schließlich als Getränk dem Quellwasser. Die zweite Gruppe der vollwertigen Nahrungsmittel bilden bei ihm die natürlichen, aber bereits mechanisch veränderten wie Öle, Vollmehl, Schrote, Kleie, Salate, dann aber auch aus dem Tierreich: Blut, Milchprodukte, wie Rahm, Butter oder Magermilch, Butter und Molke, sowie als Getränk: Leitungswasser. Die dritte und letzte Gruppe der vollwertigen Lebensmittel bilden bei ihm die fermentativ veränderten wie Vollkornprodukte, gleich ob gequetscht, geschrotet oder gemahlen, Gärsäfte wie Moste oder Met, Gärgemüse wie Sauerkraut oder saure Bohnen und aus dem Tierreich: Schabefleisch, Gärmilch wie z.B. Sauermilch, Yoghurt, Kefir und Quark und als Getränke: Wein und Bier. In drei Gruppen ordnet er danach die teilwertigen Nahrungsmittel, die für ihn keine Lebensmittel, geschweige denn vollwertige Lebensmittel mehr sind. Die erste Gruppe bilden hier die erhitzten (gekochten, gebratenen, gegrillten) Nahrungsmittel wie Breie aus Vollkorn, Schrot, usw., Gebäck wie Vollkornbrote, Gemüse, Kartoffeln und Pilze, Fleisch, Speck, Schmalz und Fette sowie gekochte Milch und alle daraus gefertigten Käse, sowie als Getränk: Teearten und Brühe. Als zweitunterste Stufe dessen, was heutzutage den Menschen als Nahrung dient, betrachtet Prof. Kollath alle konservierten, als haltbar gemachten Produkte wie Gebäcke: Weißbrot, Kuchen, Torten, als Dauerbackwaren: Zwieback, Kekse, usw., alle Fruchtkonserven, gleich ob getrocknet, gedörrt, gefroren, erhitzt, chemisch sterilisiert, durch Zucker, Alkohol oder Chemikalien, Marmeladen, Gemüsekonserven, gleich ob getrocknet, erhitzt, gefroren oder sterilisiert und aus dem Tierreich, alles was wie immer haltbar gemacht worden ist, kondensierte und Trockenmilch, sowie als Getränk: Kunstwein, Kunstessig, Liköre und gechlortes Leitungswasser. In die Gruppe der geringstwertigsten Nahrungsmittel ordnete er die präparierten Nahrungsmittel ein, wie Kunstfette, Eiweiß, Stärke, Zucker, Chemikalien, Aromastoffe, Fruchtzucker, Vitamine,

Wuchsstoffe, Fermente, Nährsalze, sowie aus dem Tierreich tierische Präparate wie Fleischextrakte, Eiweiß, Lipoide, Fette, Fermente und Hormone, Milchpräparate wie Milcheiweiß und Milchzucker und als Getränke künstliche Mineralwässer und Branntwein.

Bei einer derartigen rangordnenden Gesamtbetrachtung schätzte Kollath, dass 15 bis 20 % der Bevölkerung eine chronisch-krankmachende Nahrung essen würde, 50 bis 80 % von einer Kümmernahrung leben würde, bestehend aus Kochnahrung, Fleisch, Fett, geschälten Kartoffeln, Dosengemüse, Dosenobst, Nudeln, Grieß, hellem Mehl, Ei, Fisch, geschältem Reis, hellem Brot, Tee, Kaffee, wenig Milch und Zucker. Nur 5 bis 7 % der Bevölkerung würde eine gesunde und leistungsfähige Nahrung zu sich nehmen, in der Obst, Salate, Vollkornschrot, Milch und Vollkornbrot vorwiegen, Eier, Hülsenfrüchte, Fleisch und Fisch nur Zukost seien. Der Realist Prof. Kollath hielt fest:

> "Aus den Verbrauchsstatistiken 1932 - 1938 in Deutschland geht hervor, dass die Versuche, eine vernünftige Ernährung einzuführen, keinen Erfolg gehabt hatten. Der Kohlehydrathverbrauch geht zurück, der Fettverbrauch steigt und der Eiweißverbrauch steigt noch mehr. Vor allem aber fand sich die Zunahme der sog. Genußmittel. Die gleichen Tendenzen bestehen heute, sogar verstärkt, trotz aller Gegenbemühungen. Wirtschaftliche Interessen haben das eindeutige Übergewicht über die gesundheitlichen ....

> Jeder Versuch, eine "Einheitsnahrung" herzustellen (ist) zum scheitern verurteilt, weil er durch die beherrschenden Tendenzen der Millionen von Individuen illusorisch gemacht wird."

Die Vorstellung und Erinnerung an Prof. Kollath möchte ich schließen mit seinem folgenden Zitat, das wie alle vorhergehenden aus seinem Standardwerk "Die Ordnung unserer Nahrung" stammt:

> "Infolge der Tendenz der Geschichte, nach der die Nahrung der Menschheit mehr und mehr von der Fleischkost zur vegetarischen Kost gerichtet ist, wird man alle jene Maßnahmen zu fördern haben, die eine eigene Erzeugung von Obst und Gemüse in Gartendörfern und Gartenstädten ermöglichen. Je mehr Familien es lernen werden, sich auf eigenem Grund und Boden und durch eigene Arbeit zu erhalten, desto besser wird es mit der Menschheit stehen."

Autor des über 500 Seiten starken Werkes "Das Urgesetz der natürlichen Nahrung" ist der zwei Monate vor seinem 99. Geburtsjahr verstorbene **Walter Sommer** (1887 - 1985). Tief religiös hatte er beim Studium die für den Menschen gottgewollte Nahrung entdeckt. Sein einbändiges Werk gliedert sich in drei Bücher. Im ersten befaßt sich der Autor mit der menschengemäßen, natürlichen Nahrung und ihren Wirkstoffen. Dort heißt es u.a.:

> "Die Benutzung der Feuershitze in der Zubereitung seiner Nahrung läßt im Menschen ein nicht zu zählendes Heer von Krankheits- und

Entartungserscheinungen in seinem Körper, in seinem Geist und in seiner Seele entstehen, die verschwinden, wenn der Mensch zurückkehrt zu seiner ihm von der Natur bestimmten Nahrung ohne Zubereitung durch Feuersglut.

Seine natürlich gewachsene Nahrung darf nicht durch Feuershitze verändert werden, wenn nicht der ganze Sinn und Zweck der Schöpfung und all der Kräfte und Säfte, die in den Pflanzen organisch gewachsen sind, hinfällig werden soll. Der süße Saft der rohen Möhre ist eines der heilkräftigsten Nahrungsmittel in allen Krankheitsnöten, das wir uns nur vorstellen können ....

Es täuscht sich darum der Mensch, der da glaubt, das Fleisch der Tiere und vom Tier stammende Genußmittel aus seiner Ernährung ausschalten zu können und sich auf die vegetarische Ernährungsweise mit dem Kochtopf, der Bratpfanne und dem Backofen umstellen zu können, um eine vollwertige Nahrung zu erhalten. Es ist ein Trugschluß zu erwarten, die Anwendung der Feuershitze in der einen oder anderen Form sei eine Veredelung der Nahrungsmittel. Der einfache Augenschein überzeugt uns ohne weiteres davon, wie aus dem festen Zellgefüge der Pflanzen und Früchte und seinen wohlschmeckenden Säften durch die Einwirkung der Feuershitze ein gehalt- und geschmackloser Brei wird. Diesen versucht man durch Salzen und scharfes Würzen dem Gaumen annehmbar zu machen oder durch Kunstzucker zu versüßen. Dadurch wird der Gaumen betrogen und der Mensch fällt seinem eigenen Betrug zum Opfer. Er wird in die Täuschung versetzt, durch diese Zusätze ein schmackhaftes und bekömmliches Gericht zu gewinnen. In Wirklichkeit können derartig zubereitete Speisen wohl seinen Bauch füllen, aber kein gesundes Leben aufrechterhalten und ständig erneuern ......"

Das zweite Buch in seinem Werk hat Walter Sommer den Ernährungskrankheiten gewidmet. Darin befaßt er sich auch ausführlich mit den Krankheiten, die z.B. aus der Brot- und Getreidenahrung oder durch Genuß von Fleisch und anderen vom Tier stammenden Erzeugnissen entstehen. Das Kapitel "Krankheiten, die aus der Brot und Getreidenahrung entstehen", beginnt er mit den Sätzen:

> "Wir sahen im ersten Teil dieses Buches, dass die stärkehaltigen Bestandteile des Getreidekornes durch das Ptyalin des Mundspeichels in die einfachen Zuckerformen des Frucht- oder Traubenzuckers verwandelt werden. Geschieht dies nicht, so gehen die Stärkestoffe der Getreidekörner unverändert den Schlund hinab in den Magen. Dort können sie nicht mehr verändert werden, weil es im Magen kein Ptyalin gibt. Damit beginnt die lange Reihe der durch Brot- und Getreidenahrung verursachten Krankheiten ...."

Eingangs seines Kapitels "Krankheiten durch Genuß von Fleisch und anderen vom Tier stammenden Erzeugnissen" liest man u.a.:

"Bei den Folgen der Brot- und Getreidespeisen sahen wir, wie sich schmerzlos und schleichend eine Entartung der blut- und muskelbildenden Säfte einstellte, durch die eine große Anzahl schmerzloser, aber zu hoffnungslosem Zusammenbruch führender Krankheiten entsteht. Durch den Genuß des Fleisches, der Tiere und Fische und der vom Tier stammenden Erzeugnisse wie Eier, Milch, Käse, Wurst und Fischerzeugnisse entstehen im Körper des Menschen Veränderungen seiner Stoffwechselvorgänge und seiner Gewebe, die einen ganz anderen Charakter zeigen und sich ganz anders auswirken als die im vorigen Abschnitt behandelten Krankheitserscheinungen ...."

In der Literatur wird man suchen müssen, um Eindrucksvolleres über die Krankheitsfolgen zu finden, die einerseits durch den Genuß der Brot- und Getreidenahrung oder andererseits von Fleisch und anderen vom Tier stammenden Erzeugnissen entstehen. Allein diese beiden Buchkapitel lohnen die Anschaffung und Lektüre des Buches von Walter Sommer "Das Urgesetz der natürlichen Ernährung".

Im dritten Buch seines Werkes befaßt er sich mit der ethisch-religiösen Begründung der Naturkost. Dort liest man u.a.:

"Es gibt nur einen einzigen Grund für diese fortschreitende Entartung der Menschheit mit ihrer so hochgelobten Technik und der daraus sich entwickelnden Vernichtung des Lebens der Erde. Dieser einzige Grund der Selbstzerstörung ist - so unwahrscheinlich es in den Ohren der sich als Herren der Welt und des Lebens darauf dünkenden Menschen klingen mag -

die irrsinnige Art ihrer Ernährung.

Es ist die Aufgabe dieses Buches, den unumstößlichen Nachweis von der Richtigkeit dieser Behauptung zu erbringen. Ich bitte den Leser, seine vorurteilslose Urteilskraft beim Lesen zur Entfaltung zu bringen .....

Die falsche Voraussetzung, unter der die ganze Menschheit heute leidet, ist und bleibt - so unwahrscheinlich es auch klingt - die Ernährung des Menschen mit Hilfe des Kochtopfes und der Bratpfanne zusammen mit Fleischstücken aus dem Kadaver getöteter oder geschlachteter Tiere geschnitten. Naturgesetzmäßig kann das Leben und die Gesundheit der lebendigen Geschöpfe, seien es Tiere oder Menschen, nur durch die lebendige Kraft in den lebenden Pflanzen aller Art, mit ihren Kräutergewächsen, ihren Wurzelgemüsen, ihren Früchten und ihren Nüssen erhalten werden. Nur aus dieser Nahrung entwickelt sich ein gesunder Geist im Hirn des Menschen und ein gesunder Körper mit gesunden Organen. Nur durch rein pflanzliche Nahrung in dem Zustand gegessen, in dem sie gewachsen ist, kann die lebendige Seelenkraft im Menschen zur vollen Entfaltung kommen. Nur in einem so ernährten Körper mit seinen gesunden Organen und seinem gesunden Gehirn können sich die geistigen Fähigkeiten entwickeln, die eine Lösung aller naturwissenschaftlichen Fragen wirklich ermöglichen.

Der Teufelskreis, der circulus vitiosus, in den Wissenschaften und im täglichen Leben der Menschheit kann nur überwunden werden, wenn der landesübliche Irrtum in der Ernährung der Menschheit überwunden wird und sich die Naturkost durchsetzen kann. Aber was ist Naturkost für den Menschen?

Die Menschen ernähren sich heute mit Hilfe des Kochtopfes und der Bratpfanne, mit Backofen und Feuersglut. Man macht Jagd auf die Tiere der Wildnis in Wald und Feld, man züchtet Milchvieh und Schlachtvieh. Man tötet die Geschöpfe der Natur und hofft, aus dem Fleisch der Tierkadaver Gesundheit und Kraft zu erlangen. Man erwartet, erhöhte geistige Fähigkeiten aus den in Verwesung übergehenden Leichenteilen zu gewinnen. Man merkt gar nicht, dass sich aus dieser Art der Nahrungsaufnahme im Körper des Menschen und in seinem Geist nur Krankheit, Not und Tod entwickeln kann. Ja, man schiebt die Schuld an der Entstehung der Krankheiten auf die Arbeit von Mikroben, Bazillen, Viren, usw., ohne zu bedenken, dass diese Art der Kleinstlebewesen nur in den faulenden Rückständen aus dem Stoffwechsel im Körper des Menschen gedeihen und sich vermehren kann. Das Volk aber trägt die Krankheiten als vom Schicksal bestimmt und trauert um die viel zu früh Verstorbenen ......"

Dass der Mensch ausgezeichnet, hervorragend und weit über 100 Jahre leben kann, wenn er in die von der Schöpfung für ihn bestimmte Spur natürlicher Ernährung mit rohen Früchten, Gemüsen und Nüssen zurückkehrt, bewies **Dr. Norman Walker**, einer der bedeutendsten Gesundheitsärzte und Ernährungsforscher in den USA. Schon um die Jahrhundertwende hatte er in London begonnen, sich für eine gesündere Lebensführung zu interessieren. Er versuchte, die Ursachen für Krankheit und Gesundheit der Menschen zu erforschen. 1910 gründete er in New York das Norwalk-Laboratorium für Ernährung und Forschung. Sein größter Beitrag war hier die Entdekkung des therapeutischen Wertes von frisch gepreßten Obst- und Gemüsesäften. Er ist Autor der auch ins Deutsche übersetzten, sehr empfehlenswerten Bücher:

„Auch Sie können wieder jünger werden"
„Frische Frucht- und Gemüsesäfte"
„Täglich frische Salate erhalten Ihre Gesundheit"
„Wasser kann Ihre Gesundheit zerstören"
„Natürliche Gewichtskontrolle"
„Darmgesundheit ohne Verstopfung"
„Zurück aufs Land"
„Strahlende Gesundheit".

In seinem letztgenannten Buch teilt er seinen Lesern u.a. mit:

> "Ich kann wahrheitsgemäß sagen, dass ich mir meines Alters niemals bewußt bin. Seitdem ich erwachsen bin, habe ich nie das Gefühl gehabt, älter zu sein und ich kann ohne Vorbehalt sagen, dass ich mich heute lebendiger fühle als im Alter von 30 Jahren. Ich denke nicht an Geburtstage und feiere sie auch

nicht. Noch heute kann ich voll ehrlicher Überzeugung sagen, dass ich mich einer strahlenden Gesundheit erfreue. Es stört mich überhaupt nicht, Leuten mein Alter zu sagen. Ich bin alterslos!"

In seinem Buch "Täglich frische Salate erhalten Ihre Gesundheit" heißt es z.B.

"Wer seine Nahrung richtig zusammenstellt, kann seinen Körper perfekt ernähren, vorausgesetzt, wenn ausschließlich rohes Gemüse, Salate, Früchte und Nüsse gegessen werden, ergänzt durch frische und richtig gepreßte rohe Gemüse- und Fruchtsäfte .....

Sobald der Körper gründlich gereinigt und an eine solche Ernährung über mehrere Monate oder Jahre hinweg gewöhnt wurde, kennt der Mensch nach meiner Erfahrung keine Müdigkeit mehr; er verfügt über einen schier unerschöpflichen Vorrat an Energie, Kraft und Vitalität und ebenso über ein erstaunliches Maß an Stärke und Ausdauer. Ich spreche aus eigener Erfahrung; denn ich habe wiederholt festgestellt, dass bei einer solchen Ernährung die Zellen und Gewebe des Körpers unverzüglich regeneriert werden, wann immer sie gefordert werden, Energie zu liefern, sodass **Müdigkeit** praktisch nie entstehen kann.

Letzten Endes ist die Müdigkeit das Ergebnis der Unfähigkeit des Körpers, seine Zellen schnell zu ersetzen und zu regenerieren, damit sie spontan die Energie liefern, die gefordert wird. Somit ist Müdigkeit das erste Anzeichen dafür, dass die Zellen "hungern" und sich nicht schnell genug erneuern können, obwohl vielleicht täglich reichliche Mengen an gekochter Nahrung gegessen wird. Müdigkeit ist das erste Anzeichen dafür, dass sich der Körper auf eine Krankheit und schließlich auf eine vorzeitige Alterung zubewegt."

In seinem Buch „Auch Sie können wieder jünger werden“, liest man u.a.:

„Ich fordere seit Jahren, daß man Kindern alles über ihre Körper – außen wie innen – lehren sollte, noch bevor man ihnen Lesen, Schreiben und Rechnen beibringt. Dann würden sie lernen, wie ungeheuer wichtig es während des ganzen Lebens ist, auf seinen Körper zu achten. Sie würden lernen, daß sie sich, wenn sie ihren Körper richtig ernähren wie die Natur es verlangt, zu intelligenteren und nützlicheren Bürgern entwickeln würden, da ihre Geisteskräfte wacher und klarer wären. Sie würden lernen, daß es ihr eigener Fehler wäre, wenn sie altern, wenn sie nutzlos und vorzeitig schwach werden. Sie würden außerdem lernen, daß Krankheiten nichts Mysteriöses sind, und daß die Natur uns mit allen Mitteln ausgestattet hat, um Krankheiten ein Leben lang zu verhindern.

Sie würden lernen, in Ehrfurcht vor allem Lebendigen heranzuwachsen. Sie würden zu Menschen heranwachsen, die schon den bloßen Gedanken verabscheuen, Tiere und Menschen zu schädigen. Sie würden die Praxis heftig bekämpfen, Tiere mit Krankheitserregern zu quälen, um daraus Seren und Impfstoffe herzustellen – das größte Verbrechen dieses Jahrhunderts. Sie würden lernen, daß es sich hier um ein Komplott von Geschäftemachern handelt, die Seren und Impfstoffe verkaufen wollen, Substanzen, die nichts dazu beitragen, Krankheiten zu verhindern und zu heilen."

An anderer Stelle des Buches heißt es:

„Wenn wir jeden Tag einen halben oder ganzen Liter Säfte trinken, werden wir daraus enormen Nutzen ziehen – wenn nicht sofort, dann sicherlich im Laufe der Zeit. Frische, rohe Gemüse, Salate und frisches Obst, ganz gegessen, sind natürlich genau so gut, wenn nicht sogar besser.

Ich möchte an dieser Stelle sagen, daß Gemüse und Salate den Körper aufbauen, während Früchte ihn reinigen. Wir müssen daher im Auge behalten, daß Früchte nicht Gemüse und Salate ersetzen können, und daß sie auch nicht die gleiche Wirkung auf den Körper haben. Außerdem möchte ich nachdrücklich darauf hinweisen, daß alle diese Lebensmittel roh sein müssen, damit sie lebensspendend und aufbauend wirken ...."

Im Kapitel 17 über die Muskeln lesen wir u.a.:

„Schon frühzeitig habe ich gelernt, daß nicht alle Menschen für eine natürliche Ernährungs- und Lebensweise reif sind. Die Menschen wählen ihre Nahrung, ihre Vergnügen und ihren Zeitvertreib entsprechend ihrem Bewußtseinszustand. Menschen, deren Bewußtsein sehr körperlich und materiell ausgerichtet ist, folgen dem Massen- oder Herdentrieb. Alles, was ungewohnt ist und was jenseits ihres Verständnisses und ihren Be-

griffsvermögens liegt, ist ihnen ein Greuel, erscheint ihnen idiotisch oder verrückt – ungeachtet aller gegenteiligen Beweise.
Wenn ein Mensch ein höheres Bewußtseinsniveau erreicht hat, sei es durch Zufall oder durch Planung, benötigt er Nahrung mit einer höheren Schwingung als sie tot gekochte und verarbeitete Nahrung anzubieten hat, die konzentrierte Stärke und Eiweiß enthält."

In seinem Buch „Strahlende Gesundheit" lesen wir u.a.:

„Ich betrachte frische, rohe Gemüse- und Fruchtsäfte als wesentliche Ergänzung jeder Mahlzeit und als wichtigen Bestandteil beim Aufbau einer strahlenden Gesundheit.
.... Unzählige Millionen Tonnen von gebratenem Fleisch, Bratwürste, Brathähnchen, Pommes frites, Pfannkuchen, usw. sind Mitverursacher von knarrenden, schmerzenden, quälenden Gelenken, deren Gelenkschmiere das natürliche Fett vorenthalten wird, die sie benötigt. Eine strahlende Gesundheit erhalten sie nicht mit Nahrungsmitteln, die in erhitzten Fetten und Ölen zubereitet werden.
.... Alles, was wir tun müssen, ist, die richtigen Gemüsesorten, Früchte, Samen und Nüsse auszuwählen und den Verzehr tierischer Nahrungsmittel und erhitzter Fette, vor allem aber verarbeiteter Fettprodukte zu meiden oder einzuschränken."

Und im Kapitel 34 über die seelische Gesundheit liest man u.a.:

„Wissen Sie, was Sünde ist? Es ist die Übertretung der Gesetze Gottes. Die Strafe, die Sie für

> diese Übertretung zahlen, ist der Fluch der Krankheit ....
> Da Sie den Körper nicht von Abfall ernähren und erwarten können, eine strahlende Gesundheit zu erlangen, können Sie auch nicht den Geist von Abfall ernähren und erwarten, einen gesunden, dynamischen Geist zu erlangen!"

Im Kapitel 35 „Was Du säst, wirst Du ernten", erfahren wir u.a.:

> „Zur Auswahl der Nahrung gehört eine Disziplin, die sorgfältige Überlegung und Aufmerksamkeit erfordert. Der menschliche Körper gedeiht bei einfacher Nahrung. Die Lebenskraft in dem, was wir essen, bewirkt Leben und Entwicklung in den Zellen und Geweben des Körpers. Dieses Leben ist die Grundlage für dynamische Gesundheit.
> Der wirklich dynamische gesunde Körper hat kein Verlangen nach Medikamenten, falschen Anregungsmitteln oder nach etwas anderem, was den gleichmäßigen Ablauf seiner Funktionen und Aktivitäten stören würde. Wenn Sie die richtige Nahrung in Ihren Körper säen und gleichzeitig genau auf die Ausscheidung der Abfallstoffe achten, werden Sie eine strahlende Gesundheit ernten. Wenn Sie gelernt haben, aus Ihrem Bewußtsein allen Groll zu verbannen, der sich in Ihrem Inneren entwickelt hat, seitdem Sie geboren wurden, wenn Sie gelernt haben, Ihre Gefühle vollständig zu beherrschen – dann werden Sie nicht nur eine strahlende Gesundheit besitzen, sondern wissen, wie Sie Ihr Leben be-

herrschen, statt sich von Ihrem Leben beherrschen zu lassen .....“

Der Inhalt seiner Bücher ist eine eindrucksvolle und überzeugende Gebrauchsanweisung für eine natürliche, dem menschlichen Körper naturgemäße Ernährung mit Rohkost aus Früchten, Gemüsen und aus deren frischen rohen Säften, sowie Nüssen. Das letzte seiner zahlreichen Bücher schrieb Dr. Walker im Alter von 113 Jahren. Er war bis zu seinem friedlichen Tod im 116. Lebensjahr im Vollbesitz seiner geistigen Kräfte, machte Haus- und Gartenarbeit und fuhr als über Hundertjähriger noch immer mit dem Fahrrad. Dr. Walker hat die 100-Jahre-Lebensaltersmarke mit der von ihm gewählten Rohkosternährung und Rohkostsäften locker um 16 Jahre krankheitsfrei übersprungen und ist friedlich an Altersschwäche im Schlaf gestorben aufgrund und als Folge der von ihm gewählten Rohkost-Ernährung aus lebendiger Nahrung und des zusätzlich von ihm ständig getrunkenen frisch gepreßten rohen Obst- und Gemüsesaftes. Magerer Hüttenkäse oder Quark nebst hochungesättigtem Lein- oder Olivenöl aus erster Pressung gehörten auch zu seiner täglichen Nahrung. Das Alter, das Dr. Walker mit all dem erreichte, ist einfach überzeugend und läßt sich nicht übersehen! Ich will meinen, daß er die Wirkung der genossenen Rohkost dadurch wesentlich verstärkte, ja vervielfachte, daß er zusätzlich täglich frisch gepreßte Obst- und Gemüsesäfte – Gemüsesäfte z.B. aus Karotten und Äpfeln oder Karotten und Selleriestangen – trank.

Ernst Günter (1910 – 1990) ist Verfasser der Broschüre „Lebendige Nahrung“, früherer Titel

„Ohne Krankheit leben“, die ins Englische, Französische, Italienische, Serbokroatische, Slowakische und Rumänische übersetzt wurde. Das Büchlein erschien inzwischen in über 26 Auflagen.
Dem Kapitel „Lebendige Nahrung löst das Krebsproblem“ stellt er den Satz von Dr. H.P. Rusch voraus:

> „Die Zivilisationskrankheiten des Menschen entstehen in der Hauptsache auf dem Wege der Ernährung und können auch nur auf dem Wege über eine richtige Ernährung geheilt werden.“

Im Kapitel „Für welche Nahrung ist der Mensch geschaffen?“ liest man u.a.:

> „Warum werden die in der Wildnis lebenden Tiere normalerweise nie krank, während heute unter den zivilisierten Völkern kaum noch ein wirklich gesunder Mensch zu finden ist? Was für Erfahrungen mußte man seinerzeit in den zoologischen Gärten machen, als man anfing, die Tiere mit gekochter Nahrung zu füttern aus Angst vor Krankheitskeimen? Das gerade Gegenteil von dem, was man bezweckte, nämlich daß die Tiere krank wurden und starben. Zum Teil wurden sie auch unfähig, sich fortzupflanzen. Durch Schaden wurde man klüger. So fing man an, die wertvollen Tiere mit ihrer natürlichen, ungekochten Nahrung zu versorgen, für die sie geschaffen sind ....
>
> Es gibt viele junge Ehefrauen, die ihren Männern aus lauter Liebe nur das „Allerbeste“ vorzusetzen pflegen. Dann vernimmt man unversehens die traurige Nachricht, daß die-

> ser oder jener Bekannte mit 30, 40 oder 50 Jahren an Krebs, multipler Sklerose, an einem Herzschlag, an irgendeiner unserer Zivilisationskrankheiten gestorben sei. Ein halbes Vermögen sei „verdockert“ worden, aber alle Spezialisten seien dagegen machtlos gewesen. Diese jungen Frauen haben es gut gemeint und ihre Männer aus lauter Unwissenheit ganz und gar unabsichtlich, durch ihre Kochkunst zu einem allzu frühen Tode verurteilt. Größere Tragik kann man sich kaum denken: Man opferte alles für eine Heilung, die keine war; die Schmerzen und Qualen, welche die Kranken ausstehen mußten, kamen dazu; das Ärgste aber war das Leid der Angehörigen, wenn alles zu Ende war. Für das Lesen von Gesundheitsliteratur hatte man in guten Tagen keine Zeit.“

Auf dem hinteren Buchdeckel der Broschüre wird u.a. Professor Dr. Claus Leitzmann vom Institut für Ernährungswissenschaften der Universität Gießen wie folgt zitiert:

> „Die Rohkost ist eine ideale Ernährungsweise, um sich gesund zu erhalten und bestimmte Gesundheitsstörungen zu lindern oder gar zu heilen. Für den Menschen stellt diese Naturkost die artgerechte Ernährung dar. Eine angemessene Gewöhnungszeit und eine individuell abgestimmt Menge an Rohkost sind die besten Garanten, daß die Vorteile dieser gesund erhaltenden Ernährungsweise genutzt und eine „mögliche Unterversorgung“ vermieden werden.“

Auf dem vorderen Buchdeckel der Broschüre erfährt man über den Inhalt:

> „Rohkost heilt Krebs – Zeugnisse". Eine Begründung der Rohkosternährung, 100 Rohkost-Kraftrezepte, Menü-Plan für eine Woche.."

„Gesundheit auch für Dich" ist der Titel einer ebenfalls von Ernst Günter verfaßten „Verteilschrift", in welcher die Zeugnisse von 100 durch Rohkost geheilten Patienten abgedruckt sind, darunter von Ärzten aufgegebenen Krebskranken, Blut- und Zuckerkranken, Arthrose- und Rheumakranken und anderen. Existenz und Inhalt dieser 100 Zeugnisse signalisieren jedem Leser, daß degenerative chronische Krankheiten, die aus der Sicht der Schulmedizin unheilbar sind, durch die den menschlichen Körper von der Natur her vorgesehene Rohkosternährung geheilt werden können, weil diese Ernährung die geschwundenen Regenerations- und Selbstheilungskräfte gleich einer entladenen Batterie wieder voll auflädt, sodaß sie die jeweiligen Krankheiten heilen können.

Dr. M.O. Bruker, (1906 - 2001), Arzt für Innere Krankheiten, langjähriger leitender Arzt einer psychosomatischen Klinik, hat in über 50 Berufsjahren Zehntausende von Patienten nach der Formel behandelt: "Essen Sie wie ein Bauer vor 100 Jahren!" und damit ungewöhnliche Erfolge erzielt. Dabei ging Dr. Bruker von der Erkenntnis aus, dass die Ursachen der meisten Krankheiten ernährungsbedingte Zivilisationsschäden sind. Sein erstes Buch einer großen Reihe von Büchern, die heute die Regale fast aller Reformgeschäfte in Deutschland füllen, erschien unter dem Titel

„Schicksal aus der Küche. Zivilisationskrankheiten - Ursachen, Verhütung, Heilung", welches inzwischen 1999 in 31. Auflage weiter fortgeschrieben unter dem Titel „Unsere Nahrung, unser Schicksal“ erschienen ist. Aus diesem wertvollen und empfehlenswerten Buch erfährt man u.a. unter der Überschrift „Die alte Schulmedizin muß hinzulernen – eine peinliche Frage: warum erkranken immer mehr Menschen trotz des Fortschrittes der medizinischen Forschung?“ u.a.:

> "Wir haben bisher zwei grundlegende Dinge festgestellt:
> Der Fortschritt der Technik und Naturwissenschaften hat auch zu großen Errungenschaften der medizinischen Wissenschaft geführt.
> Im Widerspruch dazu steht eine gewaltige Zunahme bestimmter Erkrankungen, die wir kurz aufgezählt und als Zivilisationskrankheiten bezeichnet haben. Jedem drängt sich hier sofort die Frage auf: Wie ist das erklärbar? Man sollte doch annehmen, daß mit den zunehmenden wissenschaftlichen Erkenntnissen in der medizinischen Forschung und mit der Herstellung immer wirksamerer Arzneimittel und dem hohen Entwicklungsstand der Diagnostik und der operativen Technik eine Verringerung der Zahl der Krankheiten und der Kranken einhergehe.
> Angesichts dieser Fortschritte dürften eigentlich allmählich kaum mehr Krankheiten auftreten. Dass dies nicht der Fall ist, sondern im Gegenteil immer mehr Krankheiten auftreten und es immer mehr Menschen gibt, die von

diesen modernen Plagen befallen werden, ist ein drängendes Problem ersten Ranges, mit dessen Lösung das zukünftige Schicksal der Menschheit eng verknüpft ist.

Welches sind die Ursachen, daß trotz des hohen Standes der medizinischen Wissenschaft die zivilisierten Menschen einer Gesundheitskatastrophe entgegengehen? Die Beantwortung dieser Frage setzt selbstverständlich die Lösung einer anderen Frage voraus: Wo liegen die Ursachen für die Krankheiten selbst? Sind diese bekannt, wird es vielleicht nicht mehr so schwer sein, die Gründe zu finden, weshalb trotz des Wissens um die Krankheitsursachen diese nicht abgestellt werden.

Hier überstürzen die Fragen sich dann nur so. Sind die Ursachen wirklich nicht bekannt? Wenn sie wirklich nicht genügend erforscht sind, wie kommt es, daß die Wissenschaftler sich nicht energisch daran setzen, um sie zu klären? Wenn sie bekannt sind, warum geschieht nichts, um sie abzustellen? Warum wird die Bevölkerung dann nicht aufgeklärt, um ihr die Möglichkeit zu geben, die Krankheiten zu verhüten? Oder sollte etwa .... ?

Vorerst erscheint zunächst eine weitere Feststellung von grundlegender Bedeutung: Jede Behandlung, die eine echte Heilung einer Krankheit anstrebt, setzt die Kenntnis ihrer Ursachen voraus. So selbstverständlich dieser Satz erscheint, so bedarf er doch einer genaueren Erläuterung, da auch hier wieder Mißverständnisse möglich sind. Das erste Mißverständnis beruht auf der Verwechselung von echter Heilung mit einer Linderung der Symptome. Der Kranke nimmt diese Unterschiede, die sehr wesentlich sind, nicht so genau. Von allem, was „hilft", auch wenn es nur für einen kurzen Augenblick ist, nimmt der Kranke an, daß es auch heilt."

Unter der Unterüberschrift „Warum werden so wenige echte Heilbehandlungen durchgeführt?", liest man u.a.:

> „Die Durchführung einer Heilbehandlung ist durch mehrere Umstände erschwert. Da der Kranke von einer Heilbehandlung meist noch nichts gehört hat, ist er überzeugt, daß es eine solche überhaupt nicht gibt ....
>
> Bei oberflächlicher Betrachtung erscheint die symptomatische Behandlung wesentlich einfacher. Es ist bestechend, daß sie sofort einen spürbaren Erfolg zeigt. Aber daß gegen die Krankheit nichts unternommen wird, weil ihre Ursachen nicht beseitigt werden, entzieht sich anfangs der Einsicht des Kranken. Er wird sich über die Art der Hilfe gründlich täuschen, solange er nicht beurteilen kann, wie weit er symptomatisch behandelt wird, und in welchem Grade heilende Komponenten vorhanden sind. Erst wenn er von diesen zwei Behandlungsprinzipien weiß, hat er auch die Möglichkeit, zu erkennen, daß Heilbehandlung immer die Berücksichtigung der Ursachen voraussetzt.
>
> Die Ursachen liegen immer in der Lebensführung. Heilung ist kaum denkbar, wenn man die Lebensweise nicht ändert. Das ist es, was die Heilbehandlung unbeliebt macht, und

darum kommt die symptomatische Behandlung dem Patienten entgegen; er geht lieber den zunächst bequemer erscheinenden Weg der Linderung, weil er dabei lieb gewordene Gewohnheiten nicht zu ändern braucht ...."

Unter der Überschrift „Ernährungsbedingte Zivilisationskrankheiten" lesen wir unter der Unterüberschrift „Lebensmittel „leben", Nahrungsmittel sind „tot":

„Demnach unterscheiden wir Lebensmittel, die selbst noch lebendig und notwenige Mittel zum Leben sind und Nahrungsmittel, die durch äußere Einwirkung, wie Erhitzung, Konservierung oder Präparierung „getötet" sind."

Zum Ende seines Buches befaßt sich der ebenso streitbare wie gütige Arzt Dr. Bruker auch mit der Frage, warum die Öffentlichkeit von all dem so wenig erfährt und beantwortet diese Frage unter Unterüberschriften, wie z.B. :

„Die Menschen hängen zäh an einstigen Lehren"

„Rezeptschreiben ist bequemer als Ernährungsberatung"

„Auch in der Fachpresse wird die Meinung manipuliert"

„Die Macht der Interessengruppen"

„Gesundheitsfragen werden nicht auf wissenschaftlicher und ärztlicher, sondern auf politischer Ebene entschieden"

„Die Bevölkerung wird durch Scheinaufklärung abgelenkt"

„Denaturierte Nahrungsmittel, natürliche Lebensmittel und die Vernebelungstaktiken der Interessengruppen"

„Die unscharfen Gesundheitsprogramme der politischen Parteien".

Am Ende seines Buches finden wir den Abdruck eines Gespräches, welches Dr. phil. Mathias Jung im Oktober 1993 mit Dr. Bruker geführt hat. Er begann das Gespräch mit den Sätzen:

„Lieber Max-Otto Bruker !

Mit rund 20 Büchern und einer Buchauflage von 3 Millionen bist Du der wohl bedeutendste medizinische Erfolgsautor Deutschlands. Dein Hauptwerk „Unsere Nahrung - unser Schicksal" ist seit 30 Jahren ein Long- und Bestseller. Du hast als Chefarzt und in 60jähriger ärztlicher Tätigkeit Zehntausende Patienten durch Ernährungsumstellung geholfen. Scherzhaft „Vollwert-Papst" genannt, füllst Du noch mit 84 Jahren Säle mit über Tausend Zuschauern. Dein ärztliches Credo, das Dir glühende Feinde in den Reihen der Nahrungsmittelkonzerne eingebracht hat, lautet: Der Mensch wird krank, weil er sich falsch ernährt."

Dr. Bruker, ein ebenso begnadeter Arzt wie streitbarer Kämpfer, den ich als Anwalt - ebenso eine Zeit lang wie Prof. Julius Hackethal - beraten und vertreten habe, hatte den Kampf gegen die denaturierten und konservierten Nahrungsmittel, die in Fabriken schlechthin hergestellten Nahrungsmittel auf seine Fahnen geschrieben, wie z.B. die Auszugsmehle, also auch Weiß- und Graubrot, die Kunstfette, wie z.B. Margarine, die Stärkepräparate, den Zucker, alle Genußmittel und Genußgifte. Seine Forderungen gipfelten darin, der Gesetzgeber müsse einerseits die Bevölkerung aufklären über die Hauptverursacher der ernährungsbedingten Zivilisationsschäden und andererseits die Werbung für Fabriknahrungsmittel, deren gesundheitlicher Schaden einwandfrei nachgewiesen sei, verbieten.

Auch wenn Dr. Bircher-Benner, Are Waerland und Dr. Bruker unter der natürlichen Ernährung des Menschen noch die sog. "Vollwertkost" verstanden, also neben vegetarischer Rohkost noch auf Vollkorngetreide und seine Produkte setzten, eine Ernährung, die nicht vor den Krankheiten und der Verkürzung des Lebens schützt, die durch Getreide und alle seine Produkte verursacht werden, sind ihre Erkenntnisse und Erfolge doch nicht wegzudenken auf dem Wege zur reinen, natürlichen, vegetarischen Rohkost. Sie haben sich ihre bleibenden Verdienste unübersehbar erworben.

Als der Student **Jay Kordich** in den USA mit knapp 20 Jahren Anfang der vierziger Jahre des 20. Jahrhunderts unheilbar an Krebs erkrankte und ihm nur noch eine kurze Lebenszeit prognostiziert wurde, stieß er auf der verzweifelten Lesesuche nach Mitteln für seine Rettung auf Schriften des Dr. Max Gerson, der als deutscher Emigrant in New York City von der Schulmedizin aufgegebene Patienten mit frisch gepreßtem Karottensaft und anderen natürlichen Mitteln behandelte. Da ihm kein Schulmediziner seine Heilung versprechen konnte, begann er in der Park-Avenue-Klinik Dr. Gerson's eine Kur, die u.a. daraus bestand, jeden Tag 13 Gläser frisch gepreßten Karotten-Apfelsaft zu trinken, angefangen um 6.00 Uhr morgens bis zum frühen Abend mit einem Glas Saft jede Stunde. 2 1/2 Jahre später war er von seiner tödlichen Erkrankung vollkommen genesen. Jay Kordich hatte dieses, sein Schicksal, so geprägt, dass er Promotor von Entsaftern und Millionen Fernsehzuschauern in den USA unter dem Namen "The Juiceman" bekannt wurde. 50 Jahre seines Lebens verbrachte er damit, die heilende Kraft der Saftkuren in den USA einer breiten Öffentlichkeit vorzustellen. Eingangs seines Buches "THE JUICEMAN'S POWER OF JUICING", in Deutschland erschienen unter dem Titel "Fit durch Säfte" – in welchem er auch über seine Rettung von unheilbarem Krebs durch die Gerson-Rohkost-Therapie berichtet - teilt er u.a. seinen Lesern mit:

> "Ich bereite schon seit fast 50 Jahren Säfte zu und ernähre mich hauptsächlich von Rohkost. Ich strotze vor Gesundheit und besitze die gleiche Energie wie schon mit 30 oder 40 Jahren. Ich bin jetzt 69 Jahre alt. Ich bin davon überzeugt, dass Säfte mehr als alles andere zu meiner Gesundheit und optimistischen Lebenseinstellung beigetragen haben ....
>
> Der menschliche Körper benötigt "lebende" Nahrung, um "lebende" Zellen aufzubauen. Unter lebender Nahrung verstehe ich ungekochte Früchte und Gemüse. Darunter fallen auch andere Lebensmittel, wie Nüsse, Körner, Samen und Kräuter ....
>
> Eine Tasse Karottensaft enthält die entsprechende Menge an Nährstoffen wie vier Tassen roher, zerkleinerter Karotten. Frisch ge-

preßte und sofort getrunkene Säfte enthalten etwa 95 % der Wertstoffe der Früchte bzw. Gemüse und versorgen den Körper über den Blutkreislauf sofort mit den notwendigen Mineralstoffen und Vitaminen. Die meisten Menschen brauchen dann keine anderweitigen Nahrungsergänzungen mehr. Deshalb ist der Einbezug von Säften in Ihre Ernährung ein rein natürlicher und gesunder Weg, um den Körper mit den notwendigen Nährstoffen auszustatten.

Karottensaft und Selleriesaft werden bald Bestandteil Ihrer täglichen Kur sein, wenn Sie mit dem Entsaften beginnen, ebenso wie Apfelsaft, ein herrlich vielseitiger Saft, der die Lücke zwischen Früchten und Gemüsen schließt, da er der einzige ist, der mit beiden mischbar ist."

Jay Kordich, der „Mr. Juiceman", schrieb das Vorwort zu dem Buch von **Dr. Michael T. Murray**, „Das neue Saftbuch", Titel der in den USA erschienenen Originalausgabe „The complete Book of Juicing". In diesem Vorwort heißt es u.a.:

„Dr. Michael Murrays Buch geht über die einfache Feststellung hinaus, daß Säfte gesundheitliche Vorteile bieten; es befaßt sich gründlich mit den wissenschaftlichen Aspekten des Entsaftens. Dieses Buch ist ein Muß für jeden, der an Säften interessiert ist, um seine Lebensqualität zu verbessern."

Dr. Murray, u.a. Mitverfasser eines Lehrbuches der Naturheilkunde, sowie Autor des Buches "Die Heilkraft der Kräuter", gliederte sein Buch u.a. in folgende Kapitel:

> „Warum Säfte? Was ist in Säften enthalten? Wie Sie entsaften. Das Entsaften von Früchten. Das Entsaften von Gemüsen. 50 fantastische Saftrezepte. Säfte als Medizin. Säftefasten. Abnehmen mit Säften. Säfte, Immunsystem und Krebs."

Dr. Murray leitet sein Buch u.a. wie folgt ein:

> „Der erste Schritt zur Gesundheit ist die Übernahme der persönlichen Verantwortung. Das bedeutet, daß wir uns für eine gesündere Alternative entscheiden und die weniger gesunde ablehnen. Das hört sich vielleicht sehr einfach an; aber wenn wir uns ansehen, wohin die übliche Einstellung, Ernährung und Lebensweise uns führt, ist es ziemlich offensichtlich, daß wir selbst darüber entscheiden, wie gesund wir sind."

Dem vermag ich nichts hinzuzufügen. Ich vermag hier nur zu unterstreichen: „ ...... Es ist ziemlich offensichtlich, daß wir selbst darüber entscheiden, wie gesund wir sind."

Ich selbst habe seit über 40 Jahren keinen Arzt, kein Krankenhaus aus Krankheitsgründen benötigt, habe meine Krankenversicherung über 40 Jahre nicht in Anspruch genommen, keinen Tag an meinem Arbeitsplatz gefehlt. Dem durch eine Beitragssenkung Rechnung zu tragen, hat meine Krankenversicherung abgelehnt.

Eingangs des 1. Kapitels lesen wir:

> „Auch Sie können mehr Energie, ein stärkeres Immunsystem, geringere Anfälligkeit für Krankheiten, starke Knochen und reine Haut haben – die Anzeichen für gute Gesundheit – wenn frische Obst- und Gemüsesäfte zu Ihrer

> täglichen Kost zählen. Es ist eine bekannte Tatsache, daß das amerikanische Gesundheitsministerium, das Nationale Krebs-Institut und viele weitere Experten aus Amerika und Europa uns auffordern, mehr Obst, Salate und Gemüse zu essen. Säfte haben einen großen Vorteil: Sie liefern Ihnen pflanzliche, leicht verwertbare Wertstoffe in konzentrierter Form. Entsaften macht Spaß, und es ist die wirksamste Methode, mehr lebensspendende Lebensmittel zu verzehren."

Die Zusammenfassung des 1. Kapitels schließt er mit der Feststellung:

> „Mit nährstoffreichen Säften können Sie auf einfache und wirksame Weise Ihren täglichen Bedarf an frischem Obst und Gemüse decken. Frische Obst- und Gemüsesäfte sind aber nicht nur reich an Nährstoffen; sie versorgen uns auch mit Antioxidantien wie Vitamin C und Beta-Karotin. Da Schäden durch Oxidation eine Ursache des Alterns sind und auch an Krebs, Herzkrankheiten, grauem Star, der Alzheimer Krankheit, Arthritis und fast allen anderen chronischen Krankheiten ursprünglich beteiligt sind, schützt uns der Verzehr frischer Früchte und Gemüse in erheblichem Ausmaß vor diesen Krankheiten."

Zu ergänzen ist:

Durch chemische und einseitige Überdüngung haben die Böden ihre ursprüngliche Nährkraft und damit auch alles, was auf ihnen wächst und reift, wesentlich eingebüßt und verloren. Gespritzte Pestizide haben Obst und Früchte vergiftet. Bestrahlung zur Haltbarmachung haben die

Enzyme getötet. Deshalb sollte man alles daran setzen, Obst und Gemüse nur aus kontrolliert ökologischem Anbau zu erwerben.
Im Kapitel 12 beantwortet Dr. Murray die Frage, wieviel Saft soll ich am Tag trinken, wie folgt:

> „Ich empfehle bis zu 500 g frischen Obstsaft und bis zu 700 g frischen Gemüsesaft am Tag. Das gilt für die meisten Menschen."

In Deutschland gehört heute **Helmut Wandmaker**, geboren 1916, zu einem der am klarsten formulierenden und umfassendst informierenden und deswegen überzeugendsten Protagonisten der Rohkost-Ernährung aus frischen Früchten, frischen Gemüsen und Nüssen als der einzigen dem Menschen von der Natur her gemäßen Ernährung. Sein im Waldthausen- und Goldmann-Taschenbuch-Verlag erschienenes Buch "Willst Du gesund sein? Vergiß den Kochtopf!" - eine wahre Taschen-Bibel der Rohkost-Ernährung - beginnt er mit den Sätzen:

> "40 Jahre Forschungen auf dem Ernährungs- und Gesundheitssektor führen zu diesem Ergebnis:
>
> 1. Es gibt nur eine Krankheitsursache, das ist die Vergiftung des Körpers!
> 2. Es gibt nur eine Heilungsart, und das ist die Entgiftung des Organismus!

So einfach sind diese beiden Lehrsätze, wie alles Große einfach ist!

> Die **Vergiftung** hast Du mit säurebildender Kochkost, Medikamenten und Stimulanzien selbst verursacht. Die **Entgiftung** erfolgt ausschließlich mit lebendiger, basenbildender,

pflanzlicher Rohkost, wobei Dein Körper der alleinige, natürliche Heiler ist.
Es gibt nur ein Weltall, eine Natur, ein Naturgesetz, einen Schöpfer (einen Gott oder Geist, wie immer wir das Höhere nennen wollen)!
Nach diesem Gesetz sind die Ernährungsgrundlagen für Mensch und Tier gleich: Du mußt die von der Natur geschaffenen Produkte roh essen. Die ca. 70.000 Tierarten in der wilden Natur halten dieses Gesetz ein. Nur der Mensch hat sich zum kochenden und milchtrinkenden Tiermenschen entwickelt. Nur dieses "Ausnahmewesen" nimmt Medikamente! Nur daraus resultieren alle Gesundheitsprobleme, ganz gleich wie die Krankheiten heute genannt werden.
Millionen Jahre Entwicklung mit roher Nahrung haben den Menschen geprägt, an diese Rohmoleküle ist er angepaßt, aber seine Gene haben sich trotz Kochkost kaum verändert. Erst Feuer und Kochtopf haben die ursprünglichen Nahrungsstoffe tiefgreifend verändert. Degeneration und Krankheit sind die Folge.
Kranker, wenn Du gesund werden und bleiben willst, dann gibt es nur eine Entscheidung: Kehre zu dieser Urkost zurück, nachdem Du einige Tage Deinen Körper durch völlige Enthaltsamkeit von Nahrung (Fasten) vorher entgiftet hast. Für diese Urkost gibt es eine einfache Regel: Iß die Nahrung frisch und roh, die Dir am besten schmeckt, am angenehmsten riecht und Dein Auge bezaubert!

90 % Deiner Energie hängen von diesem einfachen Satz ab!"

Vielfach verwundet und mit zahlreichen Krankheiten geschlagen, war Helmut Wandmaker als mit dem Ritterkreuz ausgezeichneter Regiments-Kommandeur aus dem 2. Weltkrieg zurückgekehrt. Nachdem Ärzte ihm nicht mehr helfen konnten, hatte er sich durch die resolute und konsequente Umstellung seiner Ernährung selbst geheilt. In Schleswig-Holstein wurde er selbständiger Kaufmann und Unternehmer mit über 20 Supermärkten, den "Wandmaker-Märkten". Der Ehrenbürger der Dithmarscher Gemeinden Schalkholz und Tellingstedt fliegt mit über 80 Jahren noch eigenhändig seine viersitzige Privatmaschine. Seine für die menschliche Gesellschaft größte - weil nützlichste - Lebensleistung dürfte jedoch sein überaus eindrucksvolles und überzeugendes Buch sein "Willst Du gesund sein? Vergiß den Kochtopf!", dessen Lektüre man jedermann uneingeschränkt empfehlen kann. Es ist das Ergebnis jahrzehntelanger Beschäftigung und Suche nach den Ursachen menschlicher Erkrankungen und deren Heilung. Zusammengetragen, wiederentdeckt, vertieft und fortgeführt hat er darin alles, was dazu von seinen Vorläufern bereits, entdeckt, praktiziert und veröffentlicht worden ist. Zuvor schrieb er das Buch "dick + krank oder schlank + gesund" und danach das ebenfalls sehr lesenswerte Buch "Rohkost statt Feuerkost".
Über den richtigen Obstverzehr liest man in Wandmakers "Rohkost-Bibel" u.a.:

> "Obst immer auf leeren Magen essen! Jede Kombination mit einer anderen Nahrung ist schädlich! Es bringt durch den hohen, aber wichtigen Fruchtzuckergehalt die schon im

Verdauungstrakt vorhandene Nahrung in Gärung. Du bekommst eine unerwünschte Schnapsfabrik mit allen seinen Folgen ......
Obst verdaut schnell, sodass Dein Körper sofort höchste Energie gewinnt und belastende Schlacken hinausbefördert. Die häßlichen Fettpolster verschwinden! Denke daran, dass nur Fruchtzucker (Glukose) Energie für den Körper und besonders für das Gehirn bereitstellt, niemals fett-, eiweiß- oder stärkehaltige Kohlehydrate direkt. Diese müssen immer erst in Glukose umgewandelt werden. Dieser Vorgang kostet immer Energie, die Dir für andere Tätigkeiten verloren geht."

Nach Wandmaker gehen durch die den Körper schwer belastende Eiweißverdauung 70 % der Energie verloren, während Obst mit den geringsten Verlusten sofort Energie und Nervenkraft bereitstellt. Die Lektüre der "Rohkost-Bibel" Helmut Wandmakers bringt jedermann, der Wahrheit und Gesundheit sucht, einen Gewinn, der sich mit Geld nicht bezahlen läßt!

In dem Vorwort zu Wandmakers Buch schreibt der Internist Dr. med. Fritz Becker u.a.:

"Sein Buch hat in der Bundesrepublik wie eine Bombe eingeschlagen und wird ein Markstein in der Geschichte der Ernährungsforschung werden! Er hat vielen Menschen die Augen geöffnet in Gesundheitsfragen, vielmehr noch in Ernährungsfragen ....
Helmut Wandmakers Gedankengänge teile ich als Arzt hundertprozentig, denn ich habe sie am eigenen Körper im Laufe eines langen Lebens (wer kann 91 Jahre nachweisen?) aus-

probiert. Ich kann den Beweis dafür an hunderten meiner Patienten erbringen. Man darf gewiß die Wahrheit sagen, ohne dass es eine Sünde ist. Man kann aber dadurch leicht in große Unannehmlichkeiten kommen. Dennoch, die Menschheit muß die Wahrheit hören, und sie kann sie finden in dem Buch von Helmut Wandmaker! Das sage ich als Arzt und Helfer der Menschheit."

Die unzähligen Briefe dankbarer Leser an Wandmaker, die sich von schweren chronischen Leiden jeglicher Art durch Umstellung auf vegetarische Rohkost heilten, sind des Autors kostbarster Besitz.

Ebensowenig wie Helmut Wandmaker ist **Franz Konz**, geboren 1926, ein akademisch studierter Mediziner oder Arzt. Als Steuerfachmann machte er sich vielmehr einen Namen mit seinem Werk "Tausend ganz legale Steuertricks", einem jahrzehntelangen - immer wieder auf den neuesten Stand gebrachten - Bestseller, dessen Existenz und Vertrieb seinen Lebensunterhalt sicherstellt. Vor Jahrzehnten an Magenkrebs erkrankt, verließ er die Klinik, in welcher er operiert werden sollte, als er erkannte, dass Schulmediziner ihm keinerlei Gewähr für eine sichere Heilung geben konnten. Mit der radikalen Umstellung auf Rohkost aus frischen Früchten, Wildkräutern, Gemüsen und Nüssen heilte er seinen Magenkrebs selbst und studierte in Universitätsbüchereien jahrzehntelang - also vielfach länger als jeder Medizinstudent - als Autodidakt Medizin, und zwar die Schulmedizin einerseits, Natur- und Außenseitermedizin andererseits. Was Dr. Shelton, Fry, Prof.

Ehret, Dr. Gerson, Dr. Walker, Wandmaker und andere durch die Umstellung auf die dem Menschen naturgemäße Rohkost aus Früchten, Gemüsen und Nüssen erfahren hatten, nämlich überragende Gesundheit und Kraft des Körpers wie des Geistes, erfuhr auch Franz Konz. Zeugnis von all dem legt die Existenz und der Inhalt seines über 1400 Seiten starken Werkes ab:
"Der große Gesundheits-Konz, die Urkraft der Urmedizin ...."
Das Werk ist sicherlich einzigartig, findet seinesgleichen kein zweites auf dieser Erde. Auf der anderen Seite geht Konz wohl zu recht davon aus, dass der Normalmensch - jedenfalls in der Regel - Kraft und Zeit, sein Buch zu lesen, wohl nur dann findet, wenn er an einer chronischen oder akuten Krankheit unheilbar erkrankt und unter entsprechendem Leidensdruck steht, möglicherweise in einem Stadium, zu welchem die Schulmedizin ihn bereits aufgegeben hat. Das Buch erschien in erster Auflage im Juli 1995, in dritter Auflage im Januar 1998. Bereits in dieser dritten Auflage sind eingangs Stimmen zu dem Buch abgedruckt, wie z.B. aus der Wochenzeitung "Die Zeit": "Keiner nimmt sich so beseelt des Lesers an wie Franz Konz", oder aus "Die Presse" Wien: "Die hippokratische Lehre endlich praktizierbar gemacht" oder aus "Die Weltwoche", Zürich: "Der Todesstoß für die Schulmedizin". Ärzte werden u.a. wie folgt zitiert: "Gebührt der Nobel-Preis", "der Zeit um Jahrzehnte voraus - ein großartiges Superbuch", "disqualifiziert die Schulmedizin und alle anderen Heilverfahren", "ich habe durch dieses Werk mehr gelernt als während des Universitätsstudi-

ums und meiner praktischen Zeit", "die Spitze allen Heilwissen". Der Bundesbankdirektor Ferdinand Luther bestätigte dem Autor: "Der Erwerb dieses Buches war die beste Investition, die ich auf dem Gebiet Gesundheit gemacht habe" und ein Ehepaar bekennt euphorisiert: "Das mit Abstand Beste und Sinnvollste, was je auf die Menschheit und unsere Erde losgelassen wurde."
Eingangs leistet Konz auch seinen Eid auf Hippokrates wie folgt:

> "Ich will mit diesem Buch das Leiden in unserer Welt lindern und gelobe hierdurch gegenüber allen kranken und gesunden Menschen dazu mein Bestes zu geben, nur die volle Wahrheit zu sagen und die Wahrheit hinter dem schönen Augenschein zu suchen, der uns bislang von der Schulmedizin vorgemacht wird.
>
> Auch will ich damit den Verrat wiedergutmachen, den die heutigen Ärzte an Dir begehen, edler Hippokrates. Ich gelobe, mit diesem Buch zu versuchen, die Menschen zu mehr Ehrfurcht vor der Schöpfung hinzuführen, damit der blaue Planet unseren Kindern, Kindeskindern und unseren Tierbrüdern und -schwestern erhalten bleibt.
>
> Ich will dabei anstreben, die Menschen zu einer einfachen, zufriedenmachenden, weitgehendst auf die Naturgesetze gegründete, folgerichtige Betrachtungsweise ihres Lebens nach dem gesunden Menschenverstand hinzuführen.
>
> Ich gelobe weiter, den Kranken die besten natürlichen Heilweisen zu offenbaren, damit sie

> sich ohne Nebenschäden völlig von ihren Leiden befreien können und will in gleicher Weise die Gesunden vor Krankheiten bewahren, sofern sie den Erkenntnissen dieses Buches folgen."

Zu Beginn des Werkes bekennt der Autor weiter, dass er den Ehrgeiz besessen habe, seinen Leser - den er stets duzt - nur noch mit nie Gehörtem oder Gelesenem zu konfrontieren. Der Leser werde daher viel an Betroffenheit herunterzuschlucken haben. Sein Buch hat er in zwei Teile gegliedert: In den Schnell-Leseteil und in den Literatur-Verzeichnisteil. In letzterem belegt Konz alles, was er an provokanten Thesen im Schnell-Leseteil der ersten Hälfte des Buches - für viele Leser sicherlich überaus provokant - ausgeführt hat. Einleitend befaßt er sich auf über 270 Seiten unter Überschriften, wie beginnend mit: "Die wahre Geschichte der Medizin: Ein einziger Betrug am kranken Menschen", bis "Ausblick in die medizinische Zukunft. Noch mehr Schwindel, noch mehr Betrug!", mit der Geschichte, den Methoden und der Wirksamkeit der Schulmedizin, um seine Leser von dieser ein für alle Mal zu kurieren, Unfall- und Zahnmedizin ausgenommen.

Fast jedem Arzt, der Schulmedizin praktiziert, muß sich beim Lesen dieses Buchteiles der Magen umdrehen, zumal Konz - von heiligem Zorn getrieben - einen aggressiven, polemischen Stil pflegt, von dem (aggressiver, polemischer Stil) Stilkundige der Sprache allerdings behaupten, dass er der beste, eindrucksvollste und überzeugendste sei und dabei z.B. auf die Kampfsprache Luthers verweisen!

Umfangreicher stellt Konz dann dar, dass die Urkost - nämlich rohe Früchte, Gemüse, Wildkräuter und Nüsse, wie eine auch sonst gesunde Lebensweise (Sonne, Luft, Bewegung, ausgeglichene geistige und seelische Haltung, pp,) - jede Erkrankung verhindern, jede auch scheinbar unheilbare oder chronische Krankheit des Körpers heilen würde. Sie allein verleihe dem Körper die notwendige Energie und Kraft für die notwendigen Selbstheilungskräfte, über die jedes Tier in freier Wildbahn - Gottgegeben - verfüge. Als zusätzlichen Akzent betont Konz den notwendigen Verzehr von Wildkräutern.
In der 3. Auflage seines Werkes konnte Konz bereits seitenlang begeisterte Dankschreiben von Patienten - Lesern seines Buches - veröffentlichen, die sich selbst durch seine "Urkost-Therapie" von Krebs (insbesondere Brustkrebs) oder anderen chronischen Krankheiten geheilt haben, wie z.B. Anämie, Gicht, Nierenleiden, Prostata, Bandscheibenleiden, multipler Sklerose, Herpes, Rheuma, Asthma, Arthrose, Neurodermitis, Hepatitis, Allergien, hohem Blutdruck, Poliarthritis, Arthrose, Allergien, Schuppen, Parodontose, usw. Ich bin überzeugt, dass sich die Liste dieser Dankschreiben und damit die dokumentierten Fälle durch die Urkost geheilter chronisch oder tödlich erkrankter Patienten in den kommenden Auflagen dieses Werkes ständig verlängern wird, wie dies in der im April 1999 erschienenen vierten Auflage auch bereits geschehen ist.
Mahatma Gandhi (1869 - 1948), der als junger Mann unter vielen Krankheiten litt, hatte sich mit 32 Jahren der Naturheilkunde zugewandt. Erst

wurde er Vegetarier, dann Früchteesser. Nach sechs Monaten als Früchteesser war er begeistert: "Ich kann harte Arbeit für viel längere Zeit machen, ohne zu ermüden. Die Erfahrungen mit mir und vielen anderen Menschen, die ich ausschließlich Früchte essen ließ, zeigte mir, dass die Früchteernährung die am besten für uns geeignete ist."
Der Wert dieser Äußerungen Mahatma Gandhis mißt sich an der Wahrheit, die gleichzeitig die gesamte These betrifft, dass allein die Rohkost-Nahrung mit frischen Früchten, Gemüsen und Nüssen für den Menschen die naturgerechte und für ihn vorgesehene Nahrung ist. Dabei läßt sich nicht übersehen, dass die Wahrheit für Mahatma Gandhi den höchsten Wert darstellte, von ihm auch der Ausspruch stammt, dass die Wahrheit Gott sei. Sein Verhältnis zur Wahrheit spiegelt sich weiter z.B. in folgenden seiner Worte: "Selbst die geringste Unwahrheit verdirbt den Menschen wie ein Tropfen Gift einen ganzen See verdirbt" oder "wer den Weg der Wahrheit geht, stolpert nicht" oder "damit auch nur ein Diamant gefunden wird, müssen hunderte Tonnen Erde und Steine in harter Arbeit ausgegraben werden. Wenden wir auch nur einen Bruchteil dieser Arbeit auf, um den Schutt der Unwahrheit wegzuräumen und nach dem Diamanten der Wahrheit zu suchen?!"
Auch der frühere Kapitän und Ausbilder der australischen Staatlichen Quantas-Airline ernährt sich seit bald 20 Jahren ausschließlich von rohen Früchten, also Obst und Nüssen, die er sich vom Supermarkt besorgt. Ross Horne - so ist sei Name - ist auch Autor des Buches "Cancer proof your body" ("Mach Deinen Körper krebsfest").

Harvey Diamond, gemeinsam mit seiner Frau **Marilyn**, Urheber der weltweit mit mehr als 12 Millionen Exemplaren vertriebenen Bücher "Fit for Life I und II", Direktor der Abteilung für Ernährung des Internationalen Gesundheitssystems in Santa Monica, Kalifornien, der als führender Gesundheitsberater in den USA gilt, litt als junger Mann an Übergewicht, gegen das der "Dicke" vergeblich kämpfte. Alle von ihm ausprobierten Diätkuren hatten den allbekannten, beklemmenden JoJo-Effekt. Eine dauernde Gewichtsabnahme war nicht zu erreichen. Das Gegenteil war der Fall. Das änderte sich, als ihn ein ungenannt bleiben wollender Mentor mit der Lehre von der "Natural Hygiene" der "Natürlichen Gesundheitslehre" bekannt machte. Dieser Mentor war nach den Worten Harvey Diamonds die gesündeste Person, die er je gesehen hatte. Strahlende Augen, klare Haut, gelassene Haltung und ein gut proportionierter Körper zeichneten ihn aus. Diamond konnte nicht umhin, an die vielen medizinischen Fachleute zu denken, deren Rat er in der Vergangenheit gesucht hatte und die ebenso wenig wie er selbst einen idealen Körper besessen hatten. 3 1/2 Jahre lernte Diamond bei diesem Mentor, nachdem er selbst sein Übergewicht durch die natürliche Ernährung seines Körpers im Nu auf Dauer verloren hatte. Er beschloß das Studium, die Ausübung und die Unterrichtung dieser Lehre zu seiner Lebensaufgabe zu machen. 1983 wurde ihm der Dr.-Titel in Ernährungswissenschaft von der Akademie für Gesundheitswissenschaft Austin, Texas, verliehen. In dem Buch "Fit für's Leben I" führt er u.a. aus:

"Der der natürlichen Gesundheitslehre zugrunde liegende Leitgedanke ist, dass der Körper selbstreinigende, selbstheilende und selbsterhaltende Kräfte besitzt, dass alle Heilkräfte des Universums sich innerhalb des menschlichen Körpers befinden, dass die Natur immer recht hat und nicht verbessert werden kann. So wird die Natur niemals ihren eigenen Gesetzen zuwider handeln. Wir werden nur dann von Gesundheitsproblemen heimgesucht, wenn wir die Naturgesetze des Lebens verletzen ....
Die Rolle eines so wichtigen Faktors wie der Diät bei Krebs und Herzerkrankungen wurde in den Hintergrund gedrängt durch den Wunderglauben an die moderne Medizin. Nicht die Vermeidung der Krankheit, sondern ihre Behandlung war die Parole ......
Wir braten, grillen, dünsten, schmoren, kochen fast alles, ehe wir es essen. Der Originalzustand der Nahrung wird verändert. Da unser Körper aber biologisch nicht darauf eingestellt ist, so viel veränderte (denaturierte) Nahrung aufzunehmen, ergeben sich durch die unvollständige Verdauung und Assimilation Rückstände und diese sind giftig. Besteht nun der **überwiegende** Teil unserer Ernährung aus denaturierter Nahrung, wird der Organismus ständig überlastet. So sammelt unser Körper auf zweierlei Weise Giftstoffe, einerseits durch den normalen Stoffwechsel, andererseits durch Nahrungsrückstände, die nicht genügend ausgewertet wurden ....

Der Körper findet in Obst, Gemüse und Salaten alle Nährstoffe wie z.B. Vitamine, Mineralstoffe, Proteine (Eiweiß), Aminosäuren, Enzyme, Kohlenhydrate und Fettsäuren, die es gibt und die er für sein Überleben braucht. Diese notwendigen Nährstoffe werden durch das in den Früchten und Gemüse enthaltene Wasser in Ihren Magen und anschließend in die Därme gebracht, wo alle Nährstoffe aufgenommen werden.....
Mehr als jedes andere Nahrungsmittel versorgt Obst den Körper mit allem, was er braucht. So kann er sich auf höchster gesundheitlicher Ebene entwickeln, abgesehen davon, dass Obst den höchsten Wassergehalt hat - erforderlich für die innere Reinigung - bildet Obst keine giftigen Schlacken im Körper und beansprucht für die Verdauung kaum Energie, sodass Obst das Lebensmittel ist, das die besten Voraussetzungen für ein gesundes Leben bietet ....
Die restlose Ausscheidung aller giftigen Stoffe kann sich über Monate oder Jahre hinziehen, innerhalb von Tagen werden Sie jedoch an Gewicht verlieren und gleichzeitig unwahrscheinlich energiegeladen und lebensfroh sein. Gewöhnlich vollzieht sich die ständige Ausscheidung ohne weitere äußere Anzeichen oder Beschwerden. Übergewicht verliert sich, Energie steigt an, alles wird besser. Der größte Fehler, den Sie machen könnten, wäre, bei leichtem Unwohlsein sofort die Flinte ins Korn zu werfen und zu Ihren alten Eßgewohnheiten zurückzukehren. Die Be-

schwerden zeigen an, wie notwendig die Entgiftung für Sie ist. Es handelt sich um eine kritische Phase, die Sie durchstehen und nicht vereiteln sollten. Eines ist sicher: Ihr Körper möchte sich von allem befreien, was seiner Gesundheit nicht dienlich ist. Stören Sie diese Arbeit nicht. Sie sind bei weitem besser dran, wenn sich das Gift außerhalb Ihres Körpers befindet. Noch einmal möchten wir darauf hinweisen, **dass nicht jeder unter Beschwerden leidet. Die meisten haben überhaupt keine Probleme.**"

Natürlich ist bei Harvey Diamond auch nachzulesen, wie wenig geeignet für den menschlichen Körper der Verzehr von Fleisch und Fisch und allen ihren Produkten, sowie Milch und allen ihren Produkten ist, wie ungünstig die Mischung konzentrierter gekochter, gebratener oder gedünsteter Nahrung wie z.B. Fleisch und Kartoffeln ist, dass - wenn man sich schon auf diesem Gebiet durch Erhitzen zerstörter Nahrung bewegt - zumindest die Gebote der Trennkost beachtet werden sollten.

Die Mitautorin **Marilyn Diamond** war 20 Jahre Studentin und Lehrerin der internationalen Küche. Sie schloß ihr Studium an der New Yorker Universität mit höchsten Auszeichnungen ab, absolvierte ein Examen für Ernährungswissenschaften. Ihr Beitrag zu dem Buch "Fit für's Leben" besteht in Rezepten einer Übergangskost auch für einen Monat für Leser, die sich mit deren Hilfe ernährungsmäßig umstellen wollen.

In dem Vorwort des Buches "Fit für's Leben" schreibt der Präsident der Stiftung für Gesundheitsbewußtsein, Assistent-Professor der Universität von Kalifornien, Dr. Edward A. Taub, u.a.:

"Die Ärzte an der Ostküste der Vereinigten Staaten, von der Harvard-Universität geprägte Traditionalisten, weisen darauf hin, dass die Ärzte bei 80 % aller Krankheitsfälle nicht mehr helfen können, dass die Internisten und Chirurgen nur noch 10 % ihrer Patienten heilen können, die restlichen 10 % aller Erkrankungen Folgeerscheinungen chirurgischer Fehler darstellen oder als Folge der Nebenwirkung von Medikamenten auftreten. Sie erklären, dass der Gesundheitszustand der Menschen in den 80iger Jahren nicht davon abhängig sein wird, was andere für sie tun sondern davon, was sie bereit sind, selbst für sich zu tun. Die Ärzte aus dem Westen der USA in Los Angeles, Stanford und Berkely pflichten dem aus ganzem Herzen bei ......

Auf Energie basierende Systeme funktionieren optimal, wenn sie den richtigen Brennstoff bekommen. Ein gesundes, dynamisches Zellgleichgewicht wird durch Energieaufnahme, die der Energieabgabe entspricht, aufrechterhalten. Der Brennstoff der Nahrungsmittel hat die größte Wirkung in seiner von der Natur gegebenen Form, denn auch unser Körper ist von der Natur gegeben. Es gibt keine wogenden Weißbrotfelder. In Dosen konserviert, mit Mikrowellen behandelt und gekocht, ist Nahrung nicht mehr natürlich. In der Natur schwimmt Obst nicht in Zuckersirup, der mit Chemikalien und Konservierungsmitteln durchsetzt ist. In unseren

Flüssen fließen keine "soft drinks" (Limonaden). So wie wir heute Nahrungszustände und "junk food" (Imbißnahrung) als selbstverständlich hinnehmen, haben wir auch das Rauchen jahrelang als selbstverständlich hingenommen und die Gefahr ignoriert. Energie, die uns durch natürlich vorkommende Nahrung in unverfälschtem Zustand zur Verfügung steht, ist die Energie, die von unserem Körper gebraucht wird."

Als Begleitbuch der vorgenannten Bücher verfaßte Marilyn Diamond das Rezeptbuch "A New Way Of Eating", in Deutschland erschienen unter dem Titel "Neue Eßkultur mit SonnenKost". Das Kapitel II darin ist überschrieben mit der Überschrift "Was ist SonnenKost?". Es beginnt mit den Worten:

> "SonnenKost besteht aus sonnengereiftem Obst, sonnengereiften Gemüsefrüchten, Nüssen, Saaten und Samen sowie mit Sonnenlicht gewachsenen Salaten und Gemüsen, die ganz frisch, allein oder in richtiger Kombination verzehrt werden.
>
> Diese Kostform ist ein tragendes Element der "Natürlichen Gesundheitslehre".
>
> SonnenKost unterscheidet sich in vielerlei Hinsicht von vegetarischer Kost, Vollwertkost, Schnitzerkost, Waerlandkost, Bircher-Benner-Müsli oder makrobiotischer Kost.
>
> SonnenKost ist lebendige Nahrung. Nach Möglichkeit soll sie bio-organisch oder biodynamisch angebaut werden, d.h. ohne Kunstdünger und Schädlingsbekämpfungsmittel.

Unsere heutigen Essensgewohnheiten, d.h. vorwiegend gekochtes Essen mit viel Salz und Gewürzen, fetthaltiger Nahrung und viel konzentrierter Eiweißnahrung, wie Fleisch, Fisch, Geflügel, Eier und Milchprodukte, ergeben eine ständige langsame Verschlackung des Körpers ......"

Barbara Simonsohn, eine 1954 geborene, begeisterte Anhängerin und Protagonistin frugivorer Ernährung und wohl auch nicht zuletzt deswegen eine bildhübsche Frau, ist u.a. Verfasserin des Buches "Papaya, Heilen mit der Wunderfrucht". In dem Kapitel "Der Mensch, ein Früchteesser" führt sie u.a. aus:

"Dr. Alan Walker, berühmter Anthropologe an der John-Hopkins-Universität, stellte bei seinen Untersuchungen fossiler Zähne unserer Vorfahren fest:

Ohne Ausnahme war jeder untersuchte Zahn von den Menschen, die vor 12 Millionen Jahren bis zum "Homo rectus" lebten, der eines Früchteessers.

Welche Vorteile hat Obst und warum können wir anfangen, es als Grundnahrungsmittel statt als "Pausensnack" zu betrachten?

Obst hat von allen Nahrungsmitteln den höchsten Wassergehalt: Zwischen 80 und 90 % bestes, reinigendes Wasser. Durch Obstverzehr entschlacken wir den Körper.

Obst enthält eine Fülle von Vitaminen, Mineralstoffen, Kohlehydraten, Enzymen, "bioaktiven Substanzen", Amino- und Fettsäuren, die unser Körper zum Leben braucht.

Obst erfordert für seine Verdauung weniger Energie als jede andere Nahrung. Wir sparen also bei Obstverzehr jede Menge Energie, die wir bei geistigen und körperlichen Aktivitäten gut gebrauchen können!

Obst versorgt unser Gehirn mit reichlich Glukose, die es zum Arbeiten braucht. Die Energiemenge, die wir durch Obst sparen, wird vom Körper zur Reinigung und Entschlakkung gebraucht und verhilft uns zu unserem stabilen Idealgewicht."

Danach verfaßte Barbara Simonsohn das Buch „Die sagenhafte Heilkraft der Ananas". Im Kapitel über ihre Rohkosterfahrungen bekennt sie u.a.:

„Ich habe wohl fast alles hinter mir, was es an Ernährungsrichtungen gibt: Vollwertkost à la Bruker (Verstopfung und ständige Blähungen waren die Folge), Aryurveda - ich fühlte mich von der Kochkost immer müde, Makrobiotik - das Essen schmeckte, aber ich hatte unentwegt Durst, Waerland - ich mußte ein Mal im Jahr eine Azidosetherapie machen, weil ich ständig übersäuert war (kein Wunder bei Unmengen von saurebildendem Kräuterquark, da helfen auch die vielen Pellkartoffeln, die zu dieser Ernährungsrichtung gehören, nicht) ....

Vor 12 Jahren kam dann mit Helmut Wandmakers Klassiker „Willst Du gesund sein? Vergiß den Kochtopf!" die große Wende hin zu strahlender Gesundheit, wie ich sie nicht zu erträumen gewagt hätte. Ich habe dieses Buch wie einen spannenden Roman ver-

schlungen und war hinterher ein „neuer Mensch“ ....
Ich habe meine Ernährung über Nacht auf Roh- oder Sonnenkost umgestellt. Dazu zählen für mich auch Wildkräuter, und ich bin Franz Konz für sein Jahrhundertwerk „Der große Gesundheits-Konz“ sehr dankbar. Durch unsere ausgelaugten Böden nehmen wir nicht mehr genügend Mineralien und andere Stoffe auf, die wir brauchen. Wildkräuter enthalten ein vielfaches an Vitaminen, Mineral- und anderen Biostoffen im Vergleich zu Kulturpflanzen! ....
Konsequente Rohkosternährung ist der wichtigste Pfeiler für unsere Gesundheit. Helmut Wandmaker und Franz Konz haben durch ihre weit verbreiteten Bücher, die Zeitschrift „Natürlich Leben“, ihre Seminare und Vorträge vielleicht mehr Menschen das Leben gerettet und ihnen ein lebenswertes Alter geschenkt als unsere gesamte Ärzteschaft zusammengenommen ....
Sie sind jetzt schon für viele eine nie versiegende Quelle der Wahrheit und Inspiration.“

Umtriebig und immer auf der Suche nach neuen Erkenntnissen auf dem Weg natürlicher Gesundheit stieß Barbara Simonsohn auch auf die Heilkraft der Algen. Nachdem sie auf diesem Gebiet ihre persönlichen Erfahrungen umfassend gemacht und alle ihr erforderlich erscheinenden Erkenntnisse gewonnen hatte, verfaßte sie das Buch „Die Heilkraft der Afa-Alge“, erschienen im Jahr 2000 als Taschenbuch im Goldmann-Verlag. In der Einleitung erfährt man von ihr u.a.:

„Viele Menschen denken, sie seien gesund, weil sie nicht krank sind. Wir können nicht vermissen, was wir nicht kennen. Auch ich hielt mich für sehr gesund, als ich die Afa-Alge kennengelernt habe und war überrascht, wie sehr ich meine Gesundheit noch zu steigern vermochte!

Wirklich strahlende Gesundheit heißt: Morgens aufwachen und die ganze Welt umarmen wollen. Wenn Sie sich so fühlen wollen, und das am besten jeden Tag, sollten Sie sich für die Afa-Alge interessieren. Diese wild wachsende Uralge harmonisiert sowohl den Körper als auch unsere Gefühle und stärkt unser Gedächtnis und Denkvermögen und fördert sogar unser Bewußtsein. Das klingt für Sie wahrscheinlich erst einmal etwas abenteuerlich. Warum die Afa-Alge auf allen Ebenen harmonisierend wirkt, habe ich in diesem Buch beschrieben.

Die Afa-Alge ist das Lebensmittel mit der größten Nährstoffdichte, das bisher entdeckt und untersucht wurde. Allein dies ist ja schon atemberaubend. Aber wichtig ist, zu beachten, daß das Ganze größer ist als die Summe seiner Teile ...."

Über ihr Schlüsselerlebnis mit der Afa-Alge berichtet sie u.a. wie folgt:

„Spirulina- und Chlorella-Algen kannte ich, aber diese Tabletten waren viel dunkler und dabei etwas türkis. Ich nahm mir 4 Tabletten aus dem dunkelbraunen Glas und warf sie mir in den Mund. Gelutscht habe ich sie nicht lange, weil sie etwas streng und bitter

schmeckten. Aber als ich sie hinuntergeschluckt und mit etwas Wasser nachgespült hatte, erlebte ich etwas Unglaubliches: Ich fühlte mich in diesem Moment wacher, besser gelaunt und fühlte gleichzeitig eine warme, angenehme, ruhige und klare Energie mein ganzes Wesen durchfluten. So, als ob jemand mir eine Hand sanft auf die Schulter legt und sagt: Alles ist gut.
Im ersten Moment war ich fast erschrocken: Ich konnte die Alge doch noch gar nicht verdaut haben! Ich rief den Firmenchef an, der mich beruhigte. Es sei das vollständigste und vitalstoffreichste Lebensmittel auf diesem Planeten, klärte er mich auf ....
Ich war erstaunt. Das hatte ich noch nie erlebt: Dass ein Lebensmittel, was ja aus Materie besteht, eine ganzheitliche Wirkung hat, auf Körper, Seele und Geist, und dann noch unmittelbar nach der Einnahme! Ein Stimmungsaufheller mit Sofortwirkung, der auch die Gedanken positiver und klarer macht. Und auf der körperlichen Ebene merkte ich schon etwa nach zwei Wochen eine Veränderung: Meine Haare wuchsen dicker und glänzender, und meine Fingernägel wurden so dick und lang und strahlend weiß, daß mich Teilnehmer in meinen Reiki-Seminaren darauf ansprechen. Auch meine Gesichtshaut ist viel feiner und weicher geworden und einige kleine Fältchen sind verschwunden. Meine Ausdauer hat sich verbessert, ich laufe, wenn ich die Zeit dafür habe, eine Stunde oder länger ....“

Hinsichtlich der Algentabletten und sonstiger Nahrungsergänzungsmittel trennen sich die Wege der Rohkost-Protagonisten. Während Konz Algentabletten und Nahrungsergänzungsmittel jeglicher Art strikt ablehnt und auf die „Mutter Natur" in ihrer gewachsenen, reinen Form – vor allem auch einschließlich der Wildkräuter - schwört, halten Wandmaker, Barbara Simonsohn und viele andere Algentabletten und andere organische Nahrungsergänzungsmittel für sinnvoll. Dies im Hinblick darauf, daß Obst und Gemüse an den notwendigen natürlichen Nahrungsstoffen weitgehende Einbußen dadurch erlitten haben, daß die Böden überdüngt und ausgelaugt sind, Weiterzüchtungen die Obst- und Gemüsesorten ihrer ursprünglichen, intensiven Lebenskraft und Vitalität beraubt haben.
Aber alle vorgenannten Autoren stellen mehr oder weniger ausführlich im einzelnen dar, dass und warum unsere heutige übliche Ernährung aus gekochtem oder gebratenem Fleisch und Fisch, aus Korn und allen seinen Produkten, aus Milch und allen ihren Produkten, Zucker, Alkohol, pp, so überaus ungeeignet und schädlich für die Ernährung des menschlichen Körpers ist. Alle begründen, dass und warum die Früchte- und Gemüserohkost nebst Nüssen den menschlichen Körper in jeder Beziehung ausreichend mit Nahrung - selbstverständlich auch Eiweiß - versorgt. Auf den Nenner eines - wenn auch etwas plumpen - Beispiels gebracht: Ein Auto mit Benzinmotor fährt man nicht mit Diesel!
Nach all dem läßt sich erneut wieder feststellen: Gottes Schöpfung ist vollkommen. Jedes Lebewe-

sen auf dieser Erde findet auf ihr die ihm gemäße Ernährung, die es seinem Körper - bei auch sonst naturgemäßer Lebensweise - ermöglicht, kräftig, stark und frei von Krankheiten ein hohes Alter zu erreichen. Das gilt z.B. erkennbar für alle in freier Wildbahn lebenden Säugetiere, gleich ob sie Fleischfresser, Pflanzenfresser oder fruchtfressende Tiere sind. Und außerdem: Kein Säugetier auf dieser Erde verläßt die ihm gemäße Spur der für seine Art vorgesehenen Nahrung, kein Löwe verspeist Äpfel, Birnen und Melonen, keine Kuh reißt eine Antilope, usw. - von den der Gewaltherrschaft des Menschen unterworfenen Haus- und Zootieren einmal abgesehen, die darauf prompt an einem Herzinfarkt (Schwein) oder Rinderwahnsinn oder an anderen Krankheiten leiden und sterben, wenn sie nicht zuvor geschlachtet werden.
Allein der Mensch, der sich Millionen von Jahren von rohen Früchten, Grünzeug und Nüssen auf dieser Erde ernährt hat, ist - gemessen an der Dauer seiner Existenz auf dieser Erde - erst in letzter Zeit - also 5 Minuten vor 12 - aus dieser Spur ausgebrochen, ohne dass sich sein Körper und seine Gene seitdem - und damit sein wahrer Nahrungsbedarf - verändert haben. In dem Maß, wie er zu gebratenen, gekochten Tierleichen und Fisch, zu Korn - sei es roh oder hitzebehandelt wie immer - und dessen Produkten bis hin zu Brot und Nudeln, Verzehr von Milch und Milchprodukten (nur die Muttermilch ist die richtige Milch für Kleinkinder), gekochtem und gedämpftem Obst und Gemüsen, konservierter, extrahierter Industrienahrung wie Zucker und Salz, Produkten

der Limonaden- und Alkohol-Getränke-Industrie sowie Süßigkeiten, der Einnahme von Tabletten, Tinkturen und Tropfen der pharmazeutischen Industrie übergegangen ist, kennt ein Heer von in ihrer Art und Vielfalt zunehmenden körperlichen aber auch geistigen Krankheiten und Molesten, an denen er leidet - oft bitter leidet - und an denen sein Körper vielfach lange vor der ihm zugemessenen Zeit auf jämmerliche Weise stirbt.
Hand in Hand damit hat sich der Mensch zu einem gewaltsamen, aggressiven Wesen entwickelt, das nicht nur Tiere tötet sondern auch vor der Tötung seinesgleichen nicht zurückschreckt - dies im Rahmen von Kriegen, früher zwischen Stammesverbänden, heute zwischen ganzen Völkern und Nationen, zu all dem als Heldentaten glorifiziert - obwohl es sich um das grausame Schlachten, das Abschlachten von seinesgleichen zu Hunderten, Tausenden, Zehntausenden, Hunderttausenden oder gar Millionen handelt! Verhaltensweisen dieser Art kennen andere Lebewesen - jedenfalls die Gruppe der Säugetiere, zu der auch unser Körper gehört - nicht. Sie brechen aus der ihnen von der Schöpfung zugewiesenen Spur natürlicher Nahrung und Verhaltenweisen nicht aus, braten und kochen ihre Speisen nicht, haben keine alles beherrschende Nahrungsmittel-, Pharma- und Krankheits-Industrie entwickelt.
Dass die Früchte- und Gemüserohkost nebst Nüssen die einzige dem menschlichen Körper in jeder Weise gerecht werdende Ernährung darstellt, kontrolliert sich z.B. an folgenden Fakten:

Der Mensch erreicht unschwer sein ideales Normalgewicht, wird wieder rank und schlank.
Der Mensch wird oder bleibt körperlich wie geistig vital, stark und kräftig, frei von Krankheiten.
Der Mensch erreicht ein hohes Alter, nämlich jenes, welches ihm in Wahrheit zugedacht ist.
Der Mensch braucht - ebenso wie jedes Tier, das sich natürlich ernährt - keine Zahnbürste und - ernährt er sich von Kindesbeinen an natürlich - auf zeit seines Lebens auch keinen Zahnarzt.
Jede Frau verliert ihre Monatsregel, ohne ihre Empfängnisfähigkeit im geringsten einzubüßen (Gott hat kein Wesen, das Ihm gerecht in Seiner Schöpfung lebt, mit dieser körperlichen Moleste geschlagen).
Fast jede - insbesondere - chronische Krankheit wird durch die Selbstheilungskräfte des Körpers geheilt, wenn er die ihm gemäße Nahrung - intensiviert durch frisch gepreßte Obst- und Gemüsesäfte - erhält, es sei denn, die Grenze des "point of no return" ist bereits überschritten.

Ausführlich hat der gelernte Mathematiker und Physiker **Guy Claude Burger** (geb. 1934) am Ende seines Buches "Die Rohkost-Therapie" aufgrund eigener Erfahrungen und Beobachtungen an 25.000 Kursus-Teilnehmern die Folgen der Rohkosternährung aufgezählt:

"Außerhalb der Entgiftungsphasen und in dem Maße, wie die Instincto-Therapie korrekt durchgeführt wird, entspricht der Allgemeinzustand folgenden Kriterien:

-- Generelles Wohlbefinden, ausgeglichene Stimmung, nervliche Entspannung,
-- Wegfall von Verdauungsbeschwerden, Magenknurren, Übelkeit, Appetitlosigkeit, Sodbrennen, Übersäuerung, Loch im Magen, Blähungen, Völlegefühl, usw.
-- Wegfall von Transpiration, Exsudaten, Schuppen, fettigem Haar, usw.,
-- minimaler Körpergeruch (Atem, Achseln, Füße, Stuhl, Sexualorgane, usw.),
-- geregelter (ein- bis zweimal täglich), geformter, nicht schmierender Stuhl,
-- schnelles Einschlafen, tiefer Schlaf, leichtes Erwachen,
-- intensiver Genuß bei den Mahlzeiten, keinerlei Frustrationsgefühle,
-- mäßiger Durst, Wohlgeschmack des Wassers,
-- Durchhaltevermögen bei physischer und intellektueller Anstrengung,
-- Wegfall von Nervosität, Streßempfinden, Angstgefühlen, Irritierbarkeit, Schüchternheit, Lampenfieber, Schwindel, wirren Träumen, usw.,
-- Normalisierung von Sexualfunktion und Menstruation,
-- geringere Neigung zu Blutungen, blauen Flecken, Hämatomen, Hämorrhiden, Krampfadern, usw.,
-- Normalisierung von Entzündungsprozessen, Wegfall von Migräne, Anginen,

Zahnschmerzen, Sinusitis, Sonnenbrand, usw.,

-- Widerstandsfähigkeit gegenüber Infektionen,

-- Wegfall von Allergien, Heuschnupfen, Oticaria, Exzemen, Asthma, usw.,

-- Resistenz gegen Parasiten, Spulwürmer, Madenwürmer, Bandwürmer, Amöben, usw.,

-- Wegfall der üblichen Symptome bei Viruskrankheiten, abgeschwächte oder stille Form,

-- Besserung des Hautbildes, Wegfall von starker Hornhautbildung, von Schwielen, Hühneraugen, übermäßiger Körperbehaarung, usw.,

-- Wegfall von feuchten Händen und Füßen,

-- Wegfall von Kälteempfindlichkeit sowie kalten Händen und Füßen,

Steigerung der intellektuellen Klarheit (Schnelligkeit, Konzentration, Gedächtnis, Reflexe, Sensibilität, Intuition),

-- Besserung oder spontane Heilung zahlreicher Krankheiten, einschließlich Neoplasma und Autoimmunkrankheiten."

1938 wurde **Helmut Schimanski** geboren, der durch seine Erkrankung im Magen- und Darmbereich auf die Rohkost stieß. Nachdem er 9 Jahre lang ohne Fleisch, tierische Eiweiße und Kochkost - also von Rohkost gelebt hatte, schrieb er das Buch „Ich mag es gesund – 9 Jahre Erfahrungen mit Rohkost". Es ist sein persönlicher Bericht zu den Themen Ernährung, Gesundheit, Heilung,

Selbstheilung und Selbstfindung mit ausführlichen Erläuterungen zu den Inhaltsstoffen in den Nahrungsmitteln. In dem ausführlichen Vorwort heißt es u.a.:

> „Dieses Buch ist ein dicker Brief an Freunde, ein Brief eines Laien an LAIEN. Er ist mit seinen Informationen zu Ihnen gekommen. Machen Sie etwas daraus oder lassen Sie es!
> Ich will Sie zu nichts zwingen. Ich will Ihnen allerdings Ihre Angst nehmen, denn das, was ich geschafft habe, können Sie möglicherweise auch schaffen. Erkennen Sie sich selbst! Gehen Sie bewußt Ihren Weg!.........“

Unter „Allgemeines“ liest man dann u.a.:

> „Bleiben Sie skeptisch und vorsichtig, denn ich kenne Ihre Erbsubstanz, die Sie von Ihren beiderseitigen Vorfahren mitbringen, nicht. In puncto Ernährung weiß ich also nur das, was ich in meinem Leben erfahren und an meinem Körper getestet habe. Davon will ich Ihnen hier wahrheitsgemäß erzählen, weil ich der Meinung bin, daß es auch für Sie wichtig sein könnte.......
> Ich habe auch erst eine Krankheit gebraucht, um wach zu werden. Meinen Freunden Heinz Zeis und Helmut Wandmaker ist es mit ihren Hinweisen gelungen, mich auf den Rohkostweg zu schieben. Ich habe lange gebraucht, bis ich mich zurecht und meinen Weg gefunden hatte.......
> Heute fühle ich mich pudelwohl und erfreue mich einer Gesundheit, die ich bisher nicht gekannt habe........“

In der Mitte seines Buches erfährt man von ihm unter der Zwischenüberschrift:

„**Meine Gründe für die Rohkost aus Früchten:**

-- Ich war krank und habe mit Hilfe dieser Kost meine Krankheit überwunden.
-- Ich bin körperlich und geistig viel leichter und beweglicher geworden und möchte das nicht ändern.
-- Ich habe viele Ausscheidungskrisen überstanden und möchte diese nicht noch einmal erleben.
-- Ich fühle mich frei und habe keine Schmerzen.
-- Ich möchte vital und gesund bleiben und so alt werden, wie es für mich vorbestimmt ist, ohne auf die geheuchelte und kaum bezahlbare „Barmherzigkeit" anderer Menschen angewiesen zu sein.
-- Ich will aufrecht durch das Leben gehen und alles genießen, was es mir bietet.
-- Ich will nicht in die Abhängigkeit der Pharmaindustrie geraten.
-- Ich will nicht wieder durch die „gutbürgerliche Kost" krank werden.
-- Ich will möglichst lange aktiv und „jung" bleiben, die Welt genießen und genügend Kraft zum Sterben haben."

Im weiteren Verlauf seines Buches zieht Schimanski eine Leistungsbilanz bei sich selbst und bei seinen nächsten Freunden. Dort heißt es u.a.:

„**Bei mir:** Ich arbeite 6 Tage in der Woche von morgens bis zum späten Abend, ohne zu er-

müden. Mir geht jede Arbeit leicht von der Hand. Ich freue mich, daß ich lebe.
Ich mache ein Mal in der Woche einen Dauerlauf über eine Strecke von 15 – 25 km, dies in einer Zeit zwischen einer Stunde und 10 Minuten oder etwa 2 Stunden. In der letzten Zeit bin ich zu faul, die Zeit festzustellen, weil mir das Laufen so viel Freude bringt. Darüber hinaus mache ich täglich gymnastische Übungen, die ich mir selber ausgesucht habe, und die meine gesamte Muskulatur ein Mal durcharbeiten. So erfrische ich mich täglich. Ich stelle bei mir fest, daß ich keine übersäuerten Muskeln, also Muskelkater habe, selbst nach größeren Anstrengungen und Leistungen nicht. Lediglich die Sehnen beschweren sich ein wenig.
Meine Rohkostfreunde, die sich ebenfalls extremen sportlichen Belastungen aussetzen, bestätigen dies auch. Eine außergewöhnliche Abnutzung der Gelenke ist nicht festzustellen. Damit ist für mich bewiesen, daß die artwidrige Ernährung mit zu vielen Kohlenhydraten Ursache für Abnutzungserscheinungen ist.
Sie müssen jetzt nicht damit beginnen, zu laufen. Nein, das will ich nicht. Suchen Sie sich Ihre Sportart aus, die Ihnen Freude macht.
Ich schlafe täglich etwa 6 Stunden, mehr benötige ich nicht. Zu Anfangs war meine Frau völlig entsetzt, weil sie viel mehr Zeit zum Schlafen benötigt. Hier können Sie wieder sehen, was ich im gesamten Buch des öfteren geschrieben habe: Was für den einen gilt,

muß nicht für den anderen zutreffen. Wir sind alle so unterschiedlich wie die Blumen. Wir sollten versuchen, unseren Weg zu finden. Der Versuch ist wichtig!

Ich verfüge über eine unbändige Energie, die mir erlaubt, viele Dinge zu tun. Ich lerne täglich dazu und habe Freude und Spaß daran, neue Dinge zu entdecken. Mich interessiert alles. Ich bin neugierig wie ein ganz junger, gesunder Mensch. Unikate sind wir alle.

Ich mache Fehler. Sie werden Ihre Fehler machen. Wenn Sie diese erkennen und nicht dauernd wiederholen sondern dadurch lernen, ist es weiter nicht tragisch.

Züchtigen Sie sich nicht wegen Ihrer Fehler! Sie sind keine Verbrecher. Nehmen Sie Ihre Fehler an und lernen Sie, mit ihnen zu leben! Wiederholen Sie diese nicht.!"

Was die Erfahrungen seiner nächsten Freunde betrifft, hat er dazu festgehalten:

„Ich habe viele Menschen gesehen und kennengelernt, die – nachdem sie einige Zeit konsequent den Weg in die Rohkost gegangen sind – ihre vorherigen Krankheitsbilder völlig verloren haben. Einige versuchen, sich wieder in die „normalen Eßgewohnheiten" einzugliedern. Die Rechnung dafür bekamen sie sofort in Form alter Krankheiten."

An anderer Stelle stellt der Autor fest, daß die Erfolgsbilanz einfach phänomenal sei und er knüpft daran u.a. die Frage:

„Können Sie verstehen, wenn hochgradig Rheuma- und Gichtgeschädigte plötzlich zu weinen beginnen, wenn sie merken, daß sie ihre Gelenke wieder ohne Schmerzen und Kältetherapie bewegen können?“

Das Buch von Helmut Schimanski ist in der Szene weitgehend unbekannt. Das aber hat es nicht verdient!

Der Amerikaner **John Robbins** hat sich in seinem in den USA bereits über 400.000 mal verkauften Buch "Ernährung für ein neues Jahrtausend" - nach Harvey und Marilyn Diamond eines der wichtigsten Dokumente des 20. Jahrhunderts - für die erste Stufe auf dem Wege zur Rohkosternährung, der vegetarischen, fleischlosen Nahrung engagiert. Im ersten Teil wirbt er für Verständnis und Liebe zu den Tieren, im zweiten Teil behandelt er "den großen Eiweiß-Mythos" und seine eigene Forderung, dass es Zeit sei, umzudenken. Er berichtet von den sich vorwiegend von Fleisch ernährenden Völkern (den Eskimos, den russischen Kirgisen, den Einwohnern Lapplands und Grönlands) als denjenigen mit der erwiesenermaßen geringsten Lebenserwartung und den sich entweder vollständig oder nahezu vollkommen vegetarisch ernährenden Völkern, den Hunzas, den Vilcabambanen und den Abkhasianern mit der höchsten Lebenserwartung der Welt. Um dem Vorurteil, dass Vegetarier kräftemäßig den Fleischessern unterlegen seien, nicht nur zu begegnen sondern es völlig zu deklassieren, führt er in seinem Kapitel "Weltrekorde" u.a. aus:

> "Dave Scott aus Davis, Kalifornien, ist ein begabter Athlet, der auf dem Gebiet der Ernährungswissenschaft bestens bewandert ist. Er wird außerdem als der größte Triathlet aller Zeiten angesehen. Dave Scott hat den legen-

> dären Ironman-Triathlon auf Hawaii sechsmal gewonnen. In drei aufeinanderfolgenden Jahren hat Scott den von ihm selbst gehaltenen Weltrekord über die Distanz von 3,8 km Ozeanschwimmen, 180 km Radfahren und 43,2 km Laufen verbessert. An der Universität studierte er Sportphysiologie und liest nach eigenen Angaben "einen Riesenberg " an Büchern und Fachzeitschriften. Scott bezeichnet die Behauptung, dass wir - und in besonderem Maße Sportler - Fleisch brauchen als einen "lächerlichen Irrtum". Viele Experten halten Dave Scott für den fittesten Mann, der je gelebt hat. Dave Scott ist Vegetarier."

Besonders berichtet John Robbins über Sixto Linares, der bereits als Schüler kein Fleisch mehr essen wollte, später von einer ovo-lacto-vegetarischen Ernährung (die kein Fleisch aber Milchprodukte und Eier enthält) zu einer rein vegetarischen Ernährung ohne jegliche Tierprodukte überging und sich mit dieser Kostform am gesündesten fühlte. Sixto Linares brach im Juni 1985 im Rahmen einer Wohltätigkeitsveranstaltung den Weltrekord im 1-Tages-Thriathlon. Er schaffte es, nur an einem Tag 7,7 km zu schwimmen, 298 km radzufahren und 84,3 km zu laufen. Robert Sweetgeall aus Newark, Delaware, Vegetarier aus ethischen Gründen, ist der beste Ultra-Langstreckengeher der Welt. U.a. legte er innerhalb von drei Jahren zu Fuß eine Strecke zurück, die länger ist als der äquatoriale Erdumfang von über 40.000 km.

Kein Athlet in der Geschichte des Sports war jemals in einer Disziplin so dominierend wie Edvin

Moses im 400-m-Hürdenlauf. Der zweimalige olympische Goldmedaillengewinner verlor 8 Jahre lang kein einziges Rennen. Edvin Moses ist Vegetarier!
Der "fliegende Finne" Gaavo Nurmi, Vegetarier, stellte im Langstreckenlaufen 20 Weltrekorde auf und gewann 9 olympische Medaillen!
Nachdem John Robbins weitere Weltrekordler und Goldmedaillengewinner vorgestellt hat, die alle Vegetarier waren, teilt er z.B. weiter mit:

> "Sie würden wahrscheinlich nicht erwarten, auch unter den weltbesten Bodybuildern einen Vegetarier zu finden. Doch Andreas Cahling, ein schwedischer Bodybuilder, der 1980 den Mr.-International-Titel gewann, ist Vegetarier. Während seiner mehr als 10jährigen internationalen Karriere ernährte er sich durchgehend vegetarisch!"

Im weiteren Verlauf seiner Ausführungen berichtet John Robbins über den japanischen Baseball-Trainer Tatsuro Hirooka. Dieser war im Oktober 1981 Trainer des Baseball-Profiteams geworden, das im Jahr zuvor den letzten Platz der Liga belegt hatte. Hirooka sagte den Spielern der Siebu Lions, dass Fleischkost und andere Tierprodukte die Anfälligkeit eines Athleten für Verletzungen erhöhe und die Leistungsfähigkeit vermindere. Deshalb würde sich die Baseball-Mannschaft ab sofort vegetarisch ernähren. Weiter berichtet Robbins:

> "Die Lions wurden zu Beginn der 1982er Saison mitleidig verhöhnt. Der Trainer eines Konkurrenzclubs spottete, die Lion-Spieler würden "nur Unkraut fressen", und ließ einige abfällige Bemerkungen über die Männ-

lichkeit der Spieler folgen. Doch diesem Kritiker blieben seine Worte im Halse stecken, als nämlich sein eigenes Team gegen die Lions verlor. Die vegetarischen Lions gewannen sogar das Endspiel um die japanische Baseball-Meisterschaft. Und siehe da: Auch im nächsten Jahr gewann diese Mannschaft mit der unüblichen Ernährungsweise eindrucksvoll die Meisterschaft."

An anderer Stelle erfährt man von John Robbins in seinem Buch:

"Verschiedene Untersuchungen, die in den angesehensten wissenschaftlichen und medizinischen Fachpublikationen veröffentlicht wurden, verglichen die Kraft und Ausdauer von Menschen mit unterschiedlichen Ernährungsformen. Laut Aussage dieser Studien, die den höchsten wissenschaftlichen Ansprüchen genügen, ist das so überaus beliebte, immer wieder von der Werbung verkündete und seit unserer Kindheit in uns verankerte Vorurteil von der Kraft und Ausdauer fördernden Wirkung des Fleisches vollkommen unsinnig......"

"Belgische Ärzte verglichen Vegetarier mit Fleischessern darin, wie oft sie mit der Hand ein zur Muskelkräftigung der Arme verwendetes Gerät zusammendrücken konnten. Die Vegetarier siegten mit großem Vorsprung bei einem Durchschnittswert von 69, während die Fleischesser nur einen Schnitt von 38 erreichten. Ebenso wie in anderen Studien, die die benötigten Erholungszeiten nach den Anstrengungsphasen untersuchten, wurde auch

in diesem Fall eine erheblich schnellere Regenerationszeit der Vegetarier festgestellt.
Mir sind viele weitere in der medizinischen Fachpresse veröffentlichten Forschungsergebnisse bekannt, die zu den gleichen Resultaten kamen. Ich kenne keine einzige Studie, die Gegenteiliges ermittelte. Daher, so muß ich gestehen, kann ich den Behauptungen über die kraftspendende Wirkung des Fleisches nicht mehr so viel Glauben schenken wie früher, als ich von all diesen wissenschaftlichen Untersuchungen noch nichts wußte."

Jean Carper, vielfach preisgekrönte amerikanische Kapazität auf dem Gebiet medizinischer und ernährungswissenschaftlicher Fachpublizistik, Autorin der Weltbestseller "THE FOOD PHARMACY" (Titel der deutschen Ausgabe: "Nahrung ist die beste Medizin") und "FOOD - Your Miracle Medicine" (Titel der deutschen Ausgabe: "Wundermedizin Nahrung") entwickelte sich weiter, wie der Inhalt ihres Buches "Stop Aging Now" (Titel der deutschen Ausgabe: "**Jungbrunnen Nahrung**") unschwer beweist. Sein Inhalt beruht auf zweijahrzehntelanger Tätigkeit als Medizin-Journalistin, während derer sie das Privileg genoß, den Strom neuer Theorien und Forschungen anzapfen zu dürfen und mit Tausenden Forschern in Verbindung zu stehen. In ihrem Buch stößt man unter der Überschrift: "Ein Teller voller Wunder: Obst und Gemüse" auf den in dicker Schrift dem Leser geradezu eingehämmerten Ratschlag:

"Von den vielen Obst- und Gemüsearten sollten Sie essen, was Sie bekommen können.

Durch nichts - ich wiederhole durch nichts - können Sie Injektionen gegen das Altern erhalten, die dem Verzehr von Obst und Gemüse gleichwertig wären. Früchte und Gemüse sind keine banalen Schöpfungen der Natur. Sie stellen vielmehr gewaltige Kräfte dar, mit denen zu rechnen ist. Sie enthalten unzählige bekannte wie unbekannte Wirkstoffe, die Ihre Zellen zu Festungen gegen die Kräfte der Freien Radikale machen. Was wir als Altern bezeichnen, ist in Wirklichkeit zu einem großen Teil nur das Resultat eines Obst- und Gemüsedefizits in der Ernährung."

Und weiter heißt es dann u.a.:

"Wenn Sie - in Übereinstimmung mit vielen Wissenschaftlern - davon überzeugt sind, dass die Hauptursache für das Altern und Dahinsiechen und Sterben in zunehmendem Unvermögen Ihrer Körperzellen begründet ist, den zersetzenden Freien Sauerstoffradikalen Widerstand zu leisten, dann müssen Sie zu folgendem Schluß kommen: Je mehr Antioxidantien aller Arten Sie Ihren Zellen zuführen, desto langsamer werden Sie von den Verheerungen des Alters eingeholt. Es gibt aber nur eine Quelle, nur einen Schatz, der die Antioxidantien in ihrer ganzen Fülle und Kraft birgt: Obst und Gemüse.

"Dort liegt das Gold," sagt der Biochemist Bruce Ames. Und wenn das auch vielleicht nicht sehr aufregend klingt, so ist es doch eine aufregende Sache. Die Früchte und Gemüse, die Sie verzehren, besitzen großartige Lebenskräfte für Ihre Körperzellen. Von ihnen hängt Ihr Wohlergehen in allen Phasen Ihres Daseins ab, doch nie so sehr wie zur Zeit des Älterwerdens."

Als zehn besonders superwirksame Obst- und Gemüsesorten nennt sie: Avocado, Beeren (Heidelbeeren, Preisselbeeren, Erdbeeren, Himbeeren), Brokkoli, Kohl, Karotten, Zitrusfrüchte, Trauben, Zwiebeln, Spinat und Tomaten. Äpfel, Birnen, Kirschen, Aprikosen, Pflaumen, Ananas, Melonen hätte sie ebenso gut nennen können.

Am Ende ihres Buches resümiert Jean Carper nochmals die von ihr dargelegte Ernährungsstrategie gegen das Altern und nennt dort als **erste ihrer Regeln:**

"**1. Essen Sie Obst und Gemüse!** Von allem, was Sie zur Hinauszögerung des Alterns unternehmen können, ist dies das Allerwichtigste. Denn mit Obst und Gemüse bekommen Sie sowohl die größten Mengen wie das größte Spektrum von Antioxidantien. Essen Sie so viel Obst und Gemüse unterschiedlichster Art wie eben möglich - mindestens fünf Portionen pro Tag. Damit führen Sie Ihrem Blut im Kampf gegen Freie Radikale einen gleichmäßigen Strom von Antioxidantien zu, bereits bekannte und andere, die als solche erst noch identifiziert werden müssen. Wenn Sie ganz früh damit anfangen - in der Kindheit - nehmen Sie vielen physiologischen Änderungen (wie etwa verstopften Arterien und Zellschäden) gleich die Spitze, bevor sie sich akkumulieren können und vorzeitiges Altern verursachen können. In der Lebensmitte ist der Antioxidanz-Schutz von Obst und Gemüse entscheidend, um zu verhindern, dass Sie in Degenerationskrankheiten des Alterns abrutschen. Sogar im hohen Alter liefern Obst und Gemüse Ihren Zellen noch die Munition, um den Fortgang der Schäden aufzuhalten, die Krankheiten und frühen Tod bewirken."

1980 erschien im Hirthammer-Verlag - 1995 in 7. Auflage - das Buch des Amerikaners **Victoras Kulvinskas**. Der deutsche Verleger führt in seinem Vorwort zur deutschen Auflage u.a. aus:

"Es gibt keine Regierung, die es sich leisten wird zu sagen, "wir haben es der chemischen Industrie erlaubt, Dünge- und Spritzmittel zu verkaufen, die gefährlich sind, sich im Körper ansammeln, langsam eure Organe zerstören und euch Krebs anhängen......" "wir haben es der chemischen Industrie und der Universitätsmedizin, welche ungeheure Macht besitzen, erlaubt, Arzneimittel zu verkaufen und vorzuschreiben, welche zwar gegen viele Symptome wirken, aber fast nie heilen, wohl aber - fast ausnahmslos - jeweils fünf oder sechs Nebenwirkungen haben und eure Organe schädigen......." "wir haben es den Futtermittelnverkäufern erlaubt, Futtermittel mit Antibiotika- und Hormonzusätzen zu verkaufen, welche sich im Tierkörper und in den Eiern, welche ihr eßt, ansammeln und in eurem Körper langsam oder unaufhaltsam unheilbare Schäden setzen......

Bereits beim Aufschlagen dieses Buches werden Sie festgestellt haben, dass Ihnen hier et-

was recht Neues gereicht wird. Bedenken Sie dabei bitte: Hand in Hand mit der körperlichen Entgiftung deren Unannehmlichkeiten in Kauf genommen werden müssen, muß die geistige Reinigung gehen. Auch dazu werden, besonders konzentriert im Yoga-Teil, genügend Mittel und Wege gezeigt, im Vergleich zu denen die Ernährungsumstellung leicht ist. Wichtig ist es um die nötige Einsicht, Konsequenz und geistige Disziplin zu erwerben, dass Sie niemals übertreiben, jeden Tag eine feste Zeit (für den Anfang genügen einige Minuten) festlegen und durchhalten.
Seitdem es Menschen gibt, sind immer wieder Höhere aufgetreten, welche Einblick hatten in das Gesetz der Ethik und in seine Wirkungsweise und haben uns dieses auch im Zeitalter des Materialismus gültige Gesetz gezeigt. Die Wahl, ob wir das Gesetz akzeptieren, haben wir nicht, wohl aber die Freiheit, wann wir es annehmen und auf welche Weise wir die Lektion lernen von den Lippen der Liebe oder durch die Geisel des Leidens."

Der Teil I des Buches befaßt sich mit der Ernährung im neuen Zeitalter, der 2. Teil mit Yoga, der 4. mit Heilen und Geheiltwerden, der 5. enthält praktische Hinweise. Im ersten Teil führt der Autor unter der Überschrift "Ernährung im Zeitalter des Wassermanns" u.a. aus:

"Essen ist die erste Neigung, die grundlegende Voraussetzung, die mit dem ersten Mundvoll des Säuglings beginnt und bis zum Tode andauert. Die Ernährung ist noch umstrittener als Geschlechtsleben, Politik, Religion oder Sucht. Viele Menschen meinen, ihr ganzer Lebensstil werde auf die Probe gestellt und in Mißkredit gebracht, wenn sich jemand aus philosophischen Gründen weigert, bei ihnen im Hause bestimmte Speisen zu essen. Im allgemeinen haben die Menschen keine gefühls- oder verstandesmäßigen Gründe für ihre Ernährung: Infolgedessen können sie deswegen in Erregung geraten. Der Durchschnittsmensch hat keine Ahnung, wie man sich mit natürlicher Nahrung die Gesundheit erhält. Die Mediziner wissen sehr viel von Krankheiten, aber sehr wenig von gesundheitsfördernder Ernährung.....

Wenn man sich gute organische Lebensmittel beschafft, entscheidet die Verwertung, ob man gesund an Leib und Seele sein wird. Um dem Leser den Weg von der falschen zur richtigen Ernährungsweise zu erleichtern, wird er langsam beschritten werden, denn die allmähliche Veränderung vermindert die seelischen, körperlichen und sozialen Schwierigkeiten, die ein plötzlicher Wechsel mit sich bringen kann. Beim allmählichen Fortschreiten wird man eine Verbesserung der Gesundheit und des Lebens beobachten.

Auf jeder höheren Stufe wird sich ein neuer Lebensstil ergeben, und zwar auf ganz natürliche Weise. Wer der Alkohol-, Zigaretten-, Drogen-, Zucker- oder Kaffeesucht unterworfen ist, wird Ausfallserscheinungen durchstehen müssen, wenn er sich von dem Gift absetzt. Ähnlich wird es, wenn auch in milderer Form, demjenigen ergehen, der vergiftete,

unorganische Nahrungsmittel gewöhnt ist. Bei ihm sind die Ausfallserscheinungen kurzfristig, sie dauern nur von zwei Tagen bis zu zwei Wochen.
Lerne Dich selbst lieben und Du wirst schließlich Deine Laster ablegen. Mach das Essen nicht zum Zweck an sich. Stelle Deine Nahrung so gut zusammen, wie Du es ertragen kannst, ohne die Lebensfreude zu verlieren. Jeder ist auf der unendlichen Spirale der Erfahrung in einem anderen Stadium und jeder hat verschiedene Bedürfnisse."

Unter der Überschrift "Fleisch und Krankheiten" enthüllt der Autor u.a. die Wahrheit:

"Dr. Ernest Hartmann, ein bekannter Schlafforscher in Boston, hat mit seinen Versuchen gezeigt, dass Tryptophan, eine essentielle Aminosäure, die in Fleisch- und Milchprodukten die höchste Konzentration erreicht, bis zu 20 mal höher als in Obst, die Ursache für Müdigkeit nach dem Essen, ist. Darum fühlen sich Fleischesser nach einer proteinreichen Mahlzeit müde und verlangen zur Anregung nach Kaffee. Ein Übermaß an Tryptophan wirkt sich giftig aus und kann sogar zur Bewußtlosigkeit führen."

Unter der Überschrift "Krebs im Fleisch" erfährt man u.a.:

"Im Allgemeinen ist es unnötig und unökologisch, Fleisch zu essen. Es erfordert 50 bis 100 mal mehr Boden, Fleisch zu produzieren als eine entsprechende Menge an vegetarischer Nahrung. Tierfutter enthält DDT, Pestizide, Hormone, Stilböstrol, Antibiotika, Beruhi-

gungsmittel. Kranke Tiere werden geschlachtet und der Kundschaft verkauft. Fleisch ist keine gesunde Nahrung. Die Schlacken des Eiweißstoffwechsels sind harnstoffhaltig und lagern sich schließlich als Kristalle in den Geweben ab. Im Dickdarm entwickeln die Schlacken Gifte, die dem Stoffwechsel abträglich sind, Degenerationskrankheiten verursachen und zu vorzeitigem Tod führen......
Bei einem Kongreß der amerikanischem Krebsgesellschaft berichtete der Krebsforscher Dr. John Berg 1973, dass zwischen dem weit verbreiteten Rindfleischgenuß und dem häufigen Vorkommen von Dickdarm- und Mastdarmkrebs ein Zusammenhang besteht. Nach Dr. Ernest Wynder, dem Präsidenten der Amerikanischen Stiftung für Gesundheitswesen, leistet Fleisch (desgleichen Eier, Milchprodukte und alle Nahrungsmittel, die gesättigte Fettsäuren enthalten) den Krebserkrankungen Vorschub. Nicht nur bilden diese Produkte im Darm Säuren, die Tumore hervorrufen, sondern neuerdings sei auch erwiesen, dass zwischen diesen Fettsäuren und Brust-, Pankreas- Unterleibs- und Prostatakrebs ein Zusammenhang besteht (Boston Globe, 5.12.1964).
Krebsimmunität beruht auf geringer Proteinzufuhr. Zu dieser Beobachtung gelangte Dr. Robert Good von der Universität Minnesota aufgrund seiner Studien (New York Times, 20.10.1971)."

Unter der Überschrift "Lebendige Nahrung" teilt Viktoras Kulvinskas dem Leser u.a. folgendes mit:

"Gekochtes Essen enthält durchschnittlich nur 85 % des Nährwertes seiner ursprünglichen Bestandteile. Der Proteingehalt ist größtenteils vernichtet oder die Proteine sind so umgebildet, dass sie kaum mehr verwertet werden können. Viele Vitamine haben ihre Wirkkraft verloren. Es ist schlechte Ökonomie und ungesunde Ökologie, organische Lebensmittel zu kaufen und dann kostbare Zeit damit zu verschwenden, sie ihres Nährwertes zu berauben.
Unter dem Mikroskop glänzt der Ätherleib einer lebendigen Zelle im Sonnenschein. Tote Zellen polarisieren das Licht nicht, und die Farben sind ausgelöscht. Die Mineralstoffe lebendiger Nahrungsmittel wirken wie Magneten. Sie enthalten Sonnenenergie und füllen unseren Körper mit Sonnenlicht. Die Elektrobahn eines Mineralstoffes macht einen Quantensprung, weil Sonnenenergie aufgenommen wird. Ein anorganisches Mineral wird durch die Einwirkung der Sonne auf eine Pflanze ein organisches Mineral. Die Elemente lebendiger Nahrung ermöglichen es dem Körper durch natürliche Atmung, optimale geistige Leistungen zu vollbringen, gekochte Nahrungsmittel können sich nur so auswirken, wenn Atemübungen gemacht werden.
Jeder Tierhalter weiß heute, dass weder Hunde noch Katzen noch Vögel oder sonstige Haustiere bei gekochter Nahrung gedeihen. Sie degenerieren von Generation zu Genera-

> tion, werden krankheitsanfällig und erreichen ihr natürliches Alter nicht."

Kulvinskas hat sich mit seinem Buch "Leben und Überleben - Kursbuch ins 21. Jahrhundert" als Protagonist der natürlichen Ernährung des Menschen erhebliche Verdienste erworben. Sein Buch gehört zu den Klassikern auf diesem Gebiet.

Das Vorwort zu dem Buch "Ganzheitliche Ernährung und ihre spirituelle Dimension" von **Dr. med. Gabriel Cousens** - erstmalig erschienen in den USA 1986, in Deutschland 1995 - verfaßte "in Hochachtung und Liebe" der Magister der Naturwissenschaften Viktoras Kulvinskas. Darin heißt es u.a.:

> "Dieses Buch ist sehr viel umfassender als es dem Titel nach zu sein scheint. Wenn die in ihm enthaltenen Ideen im Alltag, in Ashrams und in Klöstern angewendet werden, wird sich die höchste Form dessen manifestieren, was manche Menschen das "Heilige" nennen. Mit Hilfe dieses Buches kann die kritische Masse an Menschen zusammenkommen, die für eine planetarische Transformation hin zu einer friedlichen, liebevollen und humanistischen Welt notwendig ist. Dieses Buch wurde für alle Kinder Gottes geschrieben. Viele werden Jahre brauchen, um es zu lesen, andere werden es verstehen, ohne es lesen zu müssen. Denn dies ist ein Buch, dessen Zeit gekommen ist, um allen die Wahrheit zu offenbaren."

Die Einführung des Buches beginnt mit dem für Dr. Cousens Wesentlichen:

> "Wenn wir uns gesund und harmonisch ernähren, sind wir fähiger, uns auf das Göttliche einzustimmen und mit ihm zu kommunizieren. Aus diesem Blickwinkel heraus schlage ich vor, dass wir nicht "leben, um zu essen" oder "essen, um zu leben", sondern dass wir essen, um unser Einswerden mit dem Göttlichen zu intensivieren. Unser Hunger nach dem Göttlichen wird dann zu einem alles übertönenden Verlangen. So gesehen ist es in Ordnung, unersättlich zu sein... unersättlich nach dem Göttlichen."

In der Einführung des Buches erfährt man über den Autor und die Entstehung des Buches u.a. folgendes:

> „Dieses Buch ist das Ergebnis von 14 Jahren klinischer Erfahrung, Forschung und Kontemplation über diese Themen. Da der Stoff sehr komplex und mein Hintergrund vielseitig ist, schreibe ich eher allgemein als vom beschränkten Standpunkt eines Spezialisten aus. Ich werde an verschiedenen Stellen des Buches aus unterschiedlichen Perspektiven schreiben:
>
> 1. Aus der Perspektive des Arztes, der in der Columbia Medical School ausgebildet wurde und sich um Menschen in Nordamerika und Asien gekümmert hat, von denen viele sowohl an optimaler Gesundheit als auch an spiritueller Entwicklung interessiert waren und kamen, um sich in Sachen Ernährung beraten zu lassen.
>
> 2. Als Biochemiker, Ernährungsberater, Forscher im Bereich der Heilkunde, Psychiater,

Familientherapeut, Homöopath und ganzheitlicher Gesundheitsberater.
3. Als ehemaliger stellvertretender Direktor der 1. Kundalini-Krisen Klinik in den USA. Diese Klinik war darauf angelegt, die Öffentlichkeit, Ärzte und Psychologen darüber zu informieren, dass die Menschen in unserer Gesellschaft so etwas wie das Erwachen der Kundalini erlebten, und Menschen zu helfen, die mit einem solchen Erwachen völlig unvertraut waren oder Schwierigkeiten damit hatten.
4. Als Meditationslehrer, der seit 1976 viele Jahre damit verbracht hat, Meditation in den Vereinigten Staaten von Amerika, in Indien und Europa zu lehren.
5. Als ICH BIN."

Zuvor verlautete der Autor über den Aufstieg der Kundalini:

> „Wenn die Kundalini-Energie, die als physiologische, psychologische und spirituelle Energie latent im Körper ruht, geweckt wird, verwandelt sie sich in eine aktive und spirituelle transformierende Kraft. Es ist ausgesprochen wichtig, diese Energie im Rahmen unserer spirituellen Entwicklung zu verstehen. Ich beschreibe auf leicht verständliche Weise den Aufstieg der Kundalini sowie die Beziehung zwischen Ernährung und der Spiritualisierung, die mit dem Kundalini-Prozeß einhergeht. Von meinen eigenen inneren Erfahrungen inspiriert, gehe ich auch ausführlich auf ein neues Modell feinstofflicher Energiewirbel ein. Dieses Modell stellt zwischen den

Chakren, der Kundalini-Energie und dem transzendenten Potential des menschlichen Organismus eine Beziehung her."

Die Einführung seines Buches beendet Dr. Gabriel Cousens mit einem Ausblick, in welchem es u.a. heißt:

„Wer dieses Buch liest, weil er eine vollkommene Ernährungsform sucht, die als spirituelle Praxis zur Selbstverwirklichung führt, der möge bitte seine Anschauung noch einmal prüfen. Sich auf vollkommene Weise zu ernähren, ist nicht gleichbedeutend mit Spiritualität. Ohne den richtigen Kontext, d.h. Meditation, die richtige Lebensweise, die richtige Gemeinschaft, Weisheit und Liebe wird die Konzentration auf Ernährung zu einer trockenen, gedanklich, leeren Anbetung des Egos, das zur Ebene des Verstandes und des Körpers gehört. Wir hegen in diesem Fall lediglich beschränkte und selbstgerechte Ideen von Reinheit. Eine derart perfektionistische und materialistische Ausrichtung, die gar nicht so selten vorkommt, kann dazu führen, dass das Ego sehr aus dem Gleichgewicht gerät. Jesus soll gesagt haben (Matthäus, 15/11): „Nicht das, was in seinen Mund hereinkommt, verunreinigt den Menschen, sondern das, was aus seinem Mund herauskommt." Für mich ist vollkommen, was auch jenseits des psychischen Körpers und des Verstandes existiert. Die Erkenntnis dessen, was die Unvollkommenheit des Körpers und des Verstandes transzendiert, ist die einzig wirkliche Vollkommenheit.

Im richtigen Kontext ist die Ernährung jedoch eine der wichtigen Praktiken, die Transformation und Transzendenz unseres Körpers, unserer Seele und unseres Geistes fördert und unterstützt."

Das kann ich nur unterstreichen. Die Reinheit und Vollkommenheit der Ernährung des Körpers stehen in unmittelbarem Zusammenhang mit der Reinheit und Vollkommenheit von Geist und Seele. Deshalb richtet sich mein Plädoyer für ein besseres Leben an die Menschen, die reinen Herzens sind oder werden wollen, ja heißen Herzens danach streben. Es richtet sich an diejenigen, die bestrebt sind, der göttlichen Aufforderung an uns Menschen zu entsprechen, vollkommen zu werden.

Das 1. Kapitel des Buches hat der Autor überschrieben mit "Warum wir ein neues Ernährungsparadigma brauchen". Dort führt er aus, dass er in den nächsten vier Kapiteln seines Buches ein neues Ernährungsparadigma entwickeln will, das die folgenden grundlegenden Fragen zufriedenstellender beantwortet:

1. Welchen Zweck erfüllt die Ernährung?
2. Was ist Ernährung?
3. Was assimilieren wir?
4. Wer oder was assimiliert?
5. Wie paßt unser Wissen um die feinstofflichen Energiefelder, die den Körper umgeben und durchdringen, in ein Verständnis um Ernährung zur Förderung des spirituellen Lebens?
6. Welche Beziehung besteht zwischen den Nährstoffen, die wir zu uns nehmen und dem

lebendigen System, in das sie aufgenommen werden?

7. In welcher Beziehung stehen die aufgenommenen Nährstoffe zur spirituellen Entfaltung des Menschen, der sie aufnimmt?

8. Was bedeutet Assimilation?

9. Es wird berichtet, dass es Menschen gibt, die sich nur von Luft oder nur von Wasser ernähren (Nicht-Esser oder Pneumarier). Wie läßt sich das erklären?

10. Wie läßt sich biologische Transmutation (ein Vorgang, bei dem ein Element innerhalb eines lebendigen Systems in ein anderes Element umgewandelt wird) erklären?

11. Welche Erklärung gibt es für die belegten Fälle, in denen der Körper sich nach dem Tode nicht zersetzt?"

An diesen einführenden Auszügen aus dem Buch von Dr. Gabriel Cousens mögen sich die Geister scheiden in diejenigen, für die der Autor und sein Buch damit gestorben sind und die, die nichts Eiligeres zu tun haben werden, sich das Buch dieses Autors zu beschaffen und es zu lesen. Der letzten Gruppe sei nicht verschwiegen, daß alle der vorstehenden Fragen dann doch wohl nicht so befriedigend beantwortet werden, wie es der Leser sich erhofft. Dr. Gabriel Cousens hat danach ein Buch verfaßt, welches in Deutschland in vier Bänden (Band I: „Individuelle Ernährung mit Ayurveda“; Band II: „Harmonie und Gesundheit mit vegetarischer Ernährung“; Band III: „Der Weg zum Vegetarier“; Band IV: „Die Kunst der Zubereitung von lebendiger Nahrung“), unter dem Titel "Bewußt essen" 1996 erschienen ist. Dieses in Amerika als

spirituelle Bibel des Vegetarismus gehandelte und in mehrfacher Auflage erschienene Folgewerk Cousens ist eines der umfassendsten Bücher über Vegetarismus, Verjüngung und Gleichgewicht, das z.Zt. auf dem Büchermarkt erhältlich ist. Der Leser wird auf sehr anschauliche Weise noch tiefer in das Gebiet einer wirklich ganzheitlichen Ernährungsform eingeführt, die den Körper heilt, geistige Klarheit erzeugt und die Seele stärkt.
Das Studium der Ernährungswissenschaften an der FH Fulda und die Arbeit in einer Rohkostklinik veranlaßten **Gregor Wilz**, geb. 1962 in Offenbach, sich für die Verbreitung der lebendigen, vegetarischen Rohkost im Sinne von Dr. Bircher-Benner und Professor Dr. Werner Kollath einzusetzen. 1990 erschien sein sehr empfehlenswertes Buch "Die vegetarische Rohkost - Heilnahrung für Körper, Seele und Geist", 1993 überarbeitet und erschienen als Knaur-Taschenbuch. Der Autor rechnet es sich zutreffend zum Verdienst an, nicht nur allein den Einfluß der Nahrung auf unseren grobstofflichen Körper beschrieben zu haben sondern auch auf unseren feinstofflichen Körper. So läßt er seine Leser bereits in dem Vorwort seines Buches u.a. wissen:

> "Es liegt mir am Herzen, aufzuzeigen, dass Menschsein kein Zustand, sondern eine Aufgabe ist. Jesus Christus, Gottes eingeborener Sohn, hat uns ja bereits vor 2000 Jahren zugerufen: "Werdet vollkommen, wie euer Vater im Himmel vollkommen ist" (Matth. 5, 48). Dies schließt natürlich auch vollkommene Gesundheit mit ein. Diese ist jedoch nur zu erhalten durch vollkommene, sprich naturbe-

> lassene Lebensmittel. Wohl dem, der dies zu erkennen vermag."

In seinem Buch befaßt er sich auch mit Ernährungshinweisen der Weltreligionen. Dort stellt er anhand der einzelnen Religionen dar, dass diese die vegetarische Ernährung des Menschen geboten und zwar auch die Bibel durch die Lehren Jesu Christi im Neuen Testament, bevor der Urtext durch die Correctores nach dem Konzil von Nicäa 325 n.Chr. abgeändert wurde, da die "weltlichen Herrscher" ganz andere Interessen hatten (und immer noch haben) als Jesus Christus, dessen Reich nicht von dieser Welt ist. Gregor Wilz weist darauf hin, dass durch das im Jahre 1901 aufgefundene Urevangelium, das "Evangelium des vollkommenen Lebens" sichtbar wurde, dass Jesus und seine Jünger weder zum Abendmahl ein Osterlamm verzehrten noch Wein getrunken haben. Jesus in diesem Urevangelium wörtlich:

> "Wahrlich, ich sage euch, darum bin ich in die Welt gekommen, dass ich alle Blutopfer und das Essen vom Fleisch der Tiere und Vögel abschaffe. Am Anfang gab Gott allen die Früchte der Bäume und die Saaten und die Kräuter zur Nahrung: Doch die sich mehr liebten denn Gott oder ihre Genossen, verdarben ihre Sitten und schufen Krankheiten ihren Körpern und füllten die Erde mit Lüsten und Gewalttätigkeiten."

Weiter verweist er auf den Theologen C.A. Skriver, der anhand dutzender Schriften nachgewiesen hat, dass Jesus Christus niemals Fleisch gegessen, niemals Wein getrunken hat. Nach Hinweisen auf mythologische Schriften, der vegetarischen Rohkost aus anatomischer Sicht, der vegetarischen Rohkost als der besseren Alternative, wendet sich der Autor der Geschichte der Ernährungsmedizin zu und beschließt sein Buch mit den lesenswerten Ausführungen über den Einfluß der Nahrung auf unsere seelisch-geistige Gesundheit und Entwicklung.“

Dort findet sich unter vielen anderen höchst interessanten Hinweisen auch z.B. folgender:

> "Der Gedanke, dass wir mit unserer Nahrung auch Seelenpartikel aufnehmen, wird für viele neuartig sein. Der einzige Ernährungsforscher, welcher dies bis jetzt erkannte, war der berühmte Rohkost-Pionier M. Bircher-Benner. Von ihm sind folgende Worte über unsere und die Seele der Pflanzen und Tiere überliefert:
> "Als ich Ihnen von der Nahrungsorganisation berichtete, unterließ ich, darauf hinzuweisen, dass jedes Nahrungsmittel als besondere Organisation ein Stück Seele, sei es der Pflanze oder des Tieres, von denen es stammt, in unseren Körper einführt. Wir empfangen - welch gewagtes Wort! - mit den Nahrungsmitteln nicht nur chemische Substanzen und Kalorien sondern auch seelische Werte und Unwerte......"

Bei Gregor Wilz liest man u.a. auch:

> "Die Geistlichen der heutigen Zeit wissen kaum um die Zusammenhänge. Einer der wenigen, welcher den Wert der vegetarischen Rohkost erkannt hat, war der bekannte Pfarrer Sebastian Kneipp. Von ihm stammen die Worte: "Man darf annehmen, dass alles, was

die Erde an Nahrung hervorbringt, uns vom Schöpfer in der schuldlosesten Form angeboten wird. Und wer die größte Sorgfalt trägt, dass es unverändert bleibt, gewinnt auch den größten Vorteil."

Bei den "alten Griechen" war das Wissen um die Wechselwirkung zwischen Geist und Materie noch weiter verbreitet als bei uns heute. Fast alle großen Philosophen waren Vegetarier, viele von ihnen ernährten sich auch von Rohkost. Der Stoiker Musonius erklärte: "Je leichter und reiner die Speise ist, die wir zu uns nehmen, umso trockener und reiner bleibt unsere Seele, umso größer ist auch unsere Gottähnlichkeit." Er sprach sich für eine vegetabile Nahrung aus und war der Ansicht, dass jene Speisen die besten seien, "für deren Zubereitung man kein Feuer brauche."

Schließlich beschäftigt sich Gregor Wilz auch mit Rudolph Steiner, dem Begründer der Anthroposophie, der in seinen Vorträgen und Büchern immer wieder auf die Ernährung des Menschen zu sprechen kam, selber Vegetarier war.

"R. Steiner wußte, dass die geistige Entwicklung einhergeht mit der Entwicklung des Nervensystems. Tierische Nahrung beeinflußt unser Nervensystem jedoch in negativer Weise. Durch die Fleischnahrung werden unsere Nerven von artfremden Substanzen durchströmt. Dahingehend bleibt das Nervensystem durch pflanzliche Nahrung von äußeren negativen Einflüssen unberührt. Der Mensch kann sein Nervensystem nur durch einwandfreie pflanzliche Kost optimal aufbauen."

R. Steiner zitiert er u.a. wie folgt:

"Die Nahrung aus dem Tierreich wirkt in ganz spezifischer Weise auf unseren Astralleib ......"

Aus geisteswissenschaftlicher Sicht gibt Rudolph Steiner folgende einleuchtende Erklärung für den negativen Einfluß von Fleisch auf unser Nervensystem: Die Nahrung aus dem Tierreich wirkt in ganz spezifischer Weise auf unseren Astralleib. Der Astralleib ist ja, wie bereits erläutert, jener feinstoffliche Körper in uns, der mit unseren Süchten, Trieben, Lastern, Leidenschaften in Verbindung steht."

In der Pflanzenkost sah R. Steiner die Nahrung des Menschen in der Vergangenheit, die auch einmal wieder Nahrung des Menschen in der Zukunft sein werde. Zutreffend trug das Buch von Gregor Wilz ursprünglich den Titel: "Die vegetarische Rohkost als optimale Grundlage zur Gesunderhaltung, zur Gesundwerdung und Entwicklung von Körper, Seele und Geist." Und nicht zu unrecht resümiert Gregor Wilz im Vorwort die Summe seiner Erkenntnisse u.a. wie folgt:

"Auf dem Gebiet der Ernährung haben schon etliche Menschen die Wende vollzogen und sind zurückgekehrt zu einer naturbelassenen, gesunden Ernährung, sprich, zu einer vegetarischen Rohkost. Diese wirkt sich nicht nur positiv auf unseren physischen Körper sondern auch auf Seele und Geist aus. Früher wußte man noch um die Tatsache, dabei heißt es in einem alten Sprichwort: "Iß roh und Du wirst froh; iß kalt und Du wirst alt!"

1995 erschien erstmalig das ebenfalls sehr empfehlenswerte Buch "Ernährung für Mensch und Erde - Grundlagen einer neuen Ethik des Essens" des damals erst 25 Jahre alten Autors **Christian Opitz**. Der 1970 in Berlin geborene Autor fiel schon in den ersten Lebensjahren durch seine phänomenale Intelligenz auf. Mit einem IQ von 196 Punkten von maximal 200 möglichen gilt er als eine der herausragenden Intelligenzbegabungen unserer Zeit. Eingangs seines vorgenannten Buches läßt sich über ihn entnehmen:

> "Vom 6. Lebensjahr an beschäftigte er sich intensiv mit Naturwissenschaften, vor allem Biologie und Atomphysik. Mit 12 Jahren wandte er sich den Bereichen Ernährung und ganzheitliche Gesundheit zu. In den folgenden 7 Jahren entwickelte Christian Opitz bahnbrechende neue Konzepte zum theoretischen Verständnis und zur praktischen Anwendung der Naturgesetze für Ernährung, Naturheilkunde und geistige Entwicklung.
>
> Seit 1989 verbreitet er seine Erkenntnisse durch Vorträge und schriftliche Publikationen. Er hat Tausenden von Menschen zu einer besseren Gesundheit und einem tieferen Verständnis der Ordnungsgesetze des Lebens verholfen. Als Präsident von "Earth Save Deutschland", einer ganzheitlich-ökologischen Organisation, bemüht sich Christian Opitz darum, sowohl dem einzelnen Menschen wie auch dem Leben auf der Erde insgesamt zu dienen."

Im ersten Teil seines Buches befaßt sich der Autor mit der Einheit des Lebens, beginnend vom Seelenleben der Tiere bis hin zum Vegetarismus in den Weltreligionen. Im zweiten Teil propagiert er ein neues Gesundheitskonzept und führt unter "Gesundheit ist Ordnung" u.a. aus:

> "Das Leben ist ein harmonisches Zusammenspiel zahlloser Kräfte und Stoffe, die alle aus dem schöpferischen Urgrund des Universums stammen. Die göttliche Allmacht hat dieses Zusammenspiel perfekt organisiert. Daher funktioniert das Leben im Normalfall reibungslos. Dies ist der Zustand, den wir als Gesundheit bezeichnen. Gesundheit bedeutet, dass die organisierende Kraft Gottes in einer geschlossenen Kette von Energiestufen von der 0.-Energie bis zur Materie wirkt. Alles, was dieses ordnende Wirken stört, schwächt die Gesundheit, sowohl in körperlicher wie in geistiger Hinsicht. Gesundheit ist Ordnung, Krankheit ist das Resultat des Verlustes von Ordnung. Der Verlust von Ordnung wird als Entropie bezeichnet, ihm wirkt die Regeneration entgegen. Sind die Regenerationsprozesse stärker als die Entropie, so wird der Bereich der Transzendenz erreicht. Für den menschlichen Organismus bedeutet Transzendenz eine Steigerung der Fähigkeit, kosmische Energie aufzunehmen, oder aber die Heilung von Krankheit."

Im 3. Teil seines Buches befaßt sich Opitz mit den Gesundheitsrisiken durch tierische Nahrung und propagiert im 4. Teil die richtige Ernährung für eine neue Welt, um im 5. Teil mit Gedanken der

Rückkehr zur Einheit zu schließen. In dem Abschnitt über "Lebendige Nahrung" führt Opitz u.a. aus:

> "Die natürlichste und vollkommenste Ernährung besteht aus lebendiger Rohkost: Obst, Gemüse, Samen aller Art, Keimlinge und als Zugabe Kräuter, Gewürze, kaltgepreßtes Öl und Honig.
>
> Bei ernsthafteren Erkrankungen ist nur die reine Rohkost als ideale Heilnahrung geeignet. Viele kranke Menschen ernähren sich eine Zeitlang nur von Rohkost, bis die Heilung eingetreten ist. Wer aber die Rohkost zu seiner alleinigen Dauerernährung machen will, sollte nicht nur gesundheitliche Motive haben. Dies würde bei den meisten Menschen zu einer verkrampften Einstellung führen. Die einzige Gefahr der Rohkost liegt darin, dass man sie mit einer freudlosen und zwanghaften Geisteshaltung durchführt.
>
> Die Motivation für diese Ernährungsform ist vielmehr der Wunsch nach völliger Harmonie mit den Schöpfungsgesetzen. Rohkost hilft uns, körperliche und feinstoffliche Energien voll für unsere geistige Entwicklung zu nutzen, da keine Energie durch unnötig große Verdauungsarbeit verloren geht. Der Mensch verschafft sich mit lebendiger Nahrung die beste physische Grundlage dafür, ein Werkzeug der göttlichen Liebe zu werden, die durch ihn fließt (wobei die richtige Ernährung dafür natürlich nicht ausreicht)."

Zum Kompaktwissen für Ernährung und Gesundheit hat Christian Opitz sechs Vorträge auf

Cassetten gesprochen, nämlich: „Die Gesundheitsrevolution", „Ernährung für Kinder und Schwangere", „Neurodermitis, Allergien und Pilzerkrankungen", „Radioaktivität, Elektrosmog und Mikrowellen", „Tachyonen – Die lebendige Energie der Zukunft", „Welche Ernährung ist die richtige für mich?". Sein Buch „Der direkte Weg des Erwachens" schließt mit 7 Hypothesen, deren 7. lautet: „Die Erfüllung des einzelnen und die aller Lebewesen sind untrennbar verknüpft. Glück ist nicht auf Kosten anderer Lebewesen erfahrbar."

Wie wahr!

Gregor Wilz und Christian Opitz zählen zu der jungen Generation von Autoren, welche in überzeugender Weise für die lebende vegetarische Rohkosternährung des Menschen eintreten, sei es mit dem Ziel, die psychische wie physische Gesundheit des Menschen zu erhalten, sei es mit dem Ziel, die auf dem einen oder anderen Gebiet verlorene Gesundheit durch diese dem Menschen einzig zugedachte natürliche Ernährung wiederherzustellen.

Patrick Geryl, Autor von "Topfit mit Sonnenkost - Richtige Ernährung für Sportler" und **Erwin Kaussner**, Autor von "High Energy für Champions - Sporternährung in neuer Sicht" propagieren die lebende, vegane Rohkost als die wahre Kraft- und Ausdauerquelle für Sportler bzw. Spitzensportler.

Patrick Geryl, geb. 1955, war in seiner Jugend häufig krank. Als sein Vater im Alter von 57 Jahren an Herzversagen verstarb, verzichtete er im Alter von 14 Jahren künftig auf den Verzehr von Fabrikzucker und stellte sich im Alter von 22 Jahren ganz nach der Natürlichen Gesundheitslehre auf Rohkost um, nachdem er das Buch von Dr. Shelton gelesen hatte. Seitdem hat er kein Fleisch, keinen Fisch und keinen Yoghurt mehr gegessen. Er ißt nur selten Käse und trinkt keine Milch. Von Beruf Chemiker hat er eine Menge Hobbies. Er malt und zeichnet nicht nur gerne, sondern ist darüber hinaus aktiver Sportler. Er hat bereits über 30 Marathonläufe hinter sich und war Teilnehmer am 100-km-Lauf von Flandern. Nachstehend einige Leseproben aus seinem für Sportler sehr empfehlenswerten Buch:

> "Wie viele Elektrolyte liefert Ihnen Sonnenkost? Eine reichliche Menge! Diese Nahrung enthält sehr viel mehr Metalle und Elektrolyte als Käse, Sandwiches, Schinken, Fett, Zucker, Fleisch, Fisch, usw. Diese Elektrolyte sorgen für optimale elektrische Ströme in den Muskeln und das bedeutet, dass die Muskelkontraktionen maximale Kräfte entfalten können. Für "Hausmannskost" gilt das nicht. Wenn es Ihnen an Kalium, Magnesium, Eisen, Zink, Mangan, Chrom und anderen Mineralien mangelt, bekommen Sie bald Krämpfe in den Schenkeln und Waden - vielleicht mitten in einem Tennisspiel oder Marathonlauf! Und dies haben Sie Ihrer falschen Ernährung und Ihrem hohen Salzkonsum zu verdanken."

Das Kapitel 12 seines Buches mit der Überschrift "Verjüngen Sie sich! Leben Sie intensiver!" beginnt er wie folgt:

"Der Tag wird kommen, wo Ihnen klar wird, dass Sie Ihre beste Zeit als Sportler hinter sich haben. Sie werden es daran merken, dass Verletzungen langsamer heilen, dass Sie länger brauchen, um sich nach dem Wettkampf oder Training zu erholen, dass Sie unter Stress eher krank werden, und dass Ihre maximale Sauerstoffaufnahme langsam aber sicher zurückgeht. Ein Verlust von 3 % des Sauerstoffaufnahmevermögens kann Sie in unserer extremen Leistungsgesellschaft aus dem Rennen werfen. Und sobald das geschieht, sind Sie in der Glitzerwelt der Spitzensportler nur noch einer von vielen. Zumindest glauben Sie das, aber Sie irren sich.

Sie haben die gewaltigen, regenerierenden Kräfte in den überlegenen Lebensmitteln der Natur - im Obst, Salat und im Gemüse - unterschätzt. Sie können sich meßbar verjüngen, geistig, physiologisch und biochemisch. Ihre Haut wird strahlender, Ihre Augen glänzender und Ihre Nerven stärker, und dank der Kaliumfülle in der Nahrung werden Ihre Blutgefäße leistungsfähiger, die biochemischen elektrischen Impulse werden stärker, weil Ihnen mehr Vitamine, Mineralien und Glykogen zur Verfügung stehen. Ihre Lungen werden kräftiger, weil sie mehr Beta-Karotin zu sich nehmen, usw. Kurz gesagt, dieses Programm hilft Ihnen, die Anzeichen des Alters zu bekämpfen, die Ihre sportliche Laufbahn zu beenden drohen, und Sie können sich als verjüngter Mensch wieder an den Start begeben. Und dank Ihrer Erfahrung

> können Sie noch viele Jahre lang Höchstleistungen erbringen.
> Diese Ernährung hält Sie also länger jung; denn die Mineralien, Spurenelemente, Enzyme, Hormone und ätherischen Substanzen in frischen Früchten und frischem Gemüse sind die stärksten Antioxydantien, die wir heute kennen – sie machen freie Radikale unschädlich.“

Erwin Kaussner hat sein Büchlein Ende 1999 in seinem EVIVA-Verlag herausgebracht. Unter der Firma EVIVA betreibt er auch seinen "Versand für natürliches Leben". Auch er absolvierte bereits einige Marathonläufe, Kurz-Triathlons und war viele Jahre Fußballtrainer. Seine Schrift richtet sich an Sportler und Leistungssportler und ist von ihrem Inhalt her geeignet, diese auf den Weg veganer Rohkosternährung zu führen. Das Vorwort seines Büchleins beginnt er nicht ganz unbescheiden wie folgt:

> "Mit diesem einzigartigen Buch für alle Profisportler, Amateursportler und Gesundheitssportler kannst Du Dein wirkliches Leistungsvermögen erreichen. Du bist schon eine Rakete? Mit diesem Buch wirst Du noch schneller! Du betreibst eine außergewöhnliche Disziplin? Dieses Programm bringt Erfolg in allen Sportarten! Du bist nur ein Gelegenheitssportler? Hier erhälst Du ein absolutes Wohlfühlprogramm! Du hast vieles schon ausprobiert? Diesmal funktioniert es! Du bist keine Früchtefan? Werde es!"

Im Kapitel über die natürliche Ernährung liest man u.a.:

"Vollwertkost ist nicht besser als übliche Hausmannskost. Wer glaubt, aus Vollwertkost schon Nutzen gezogen zu haben, hat ein Strohfeuer beobachten müssen, welches zugegebenermaßen am Anfang dieser Ernährungsform auftritt. Vollwertkost ist wegen der zu vielen erhitzten Getreideeiweiße ebenfalls stark verschleimend und verschlackend. In der Tat wird auch Tapetenkleister aus Getreide gewonnen (Klebereiweiße). Möchtest Du Deine Muskeln, Sehnen und Därme verkleben? Nein, natürlich nicht, also beschränke Deinen Getreideverzehr (Brot, Gebäck ......) in Zukunft ......

Die vegetarische, pflanzliche Nahrung muß roh sein, d.h. nicht über 42 ° Celsius erhitzt. Über dieser Grenze verändert sich einiges. Die wichtigen Enzyme, die Zündfunken des Lebens, sterben ab, die Vitamine werden zu einem Großteil zerstört. Eiweiße, Kohlehydrate und Fette verändern sich in ihrer Struktur und die hochwertigen organischen Mineralien werden anorganisch. Die Ballaststoffe verlieren ihre Eigenschaft als Darmbesen. Nach dem Verzehr von pflanzlicher Rohkost fühlt man sich gestärkt und leistungsbereit, nicht müde für einen Mittagsschlaf oder reif für einen Kaffee. Auch einen Verdauungsschnaps wird man nicht benötigen. "Rennpferd-Typen" brauchen natürliche Nahrung, das heißt u.a. vor allem Früchte. Früchte versorgen uns im Überfluß mit Energie."

Wer an sportlichen Leistungen, an sportlichen Höchstleistungen interessiert ist und noch Konsu-

ment der gbK (gutbürgerlichen Küche) ist, sollte sich das Büchlein von Erwin Kaussner anschaffen. In klarer und verständlicher Weise bietet es die geeignete Einleitung für denjenigen, der sich für die Umstellung der Ernährung interessiert und motivieren lassen will.
Dass man selbst als beruflich berufene Gourmet-Köche, als "Koch-Künstler", sich aus Gründen der Gesunderhaltung des eigenen Körpers zu Protagonisten der Rohkost-Ernährung wandeln und den Kochtopf vergessen kann, beweisen z.B. Robert Leben und Urs Hochstrasser. **Robert Leben**, ehemaliger Gourmet-Koch, der die ganze Welt bereiste, berichtet in seinem Buch "Lebende Nahrung" (herausgegeben in Spanien in deutscher, spanischer und englischer Sprache) über seine eigenen Erkenntnisse und Erfahrungen mit Rohkosternährung u.a. wie folgt:

> "Einfach erstaunlich dieses Wohlgefühl der Erleichterung, wenn der Darm von giftigen Schlacken befreit wird und der Magen wieder auf seine natürliche Größe schrumpft. Ein herrliches Gefühl der Erleichterung, wenn der Körper nicht mehr mit fäulnis- und schlackenstoffbildender Nahrung zu kämpfen hat! Hurra, zum ersten Mal in meinem Leben war mein Darm nicht mehr mit faulenden Mahlzeiten der vergangenen Tage belastet. Und schon nach wenigen Rohkostwochen war ich fast gänzlich von meinen selbstzerstörerischen Gewohnheiten erlöst und endlich befreit von degenerierten (mutierten) Zellen und Parasiten, welche im Körperinneren ni-

sten und von faulenden Nahrungsresten/ Schlackenstoffen leben!
Und so wurde ich von Woche zu Woche immer neugieriger, welcher positive Effekt sich als nächstes einstellen würde. Und im Nu waren 6 Monate vergangen. Gut, ich muß zugeben, die ersten Rohkosttage zu überstehen, ist ein wenig schwer. Aber dann, nach zwei Wochen, verschwindet automatisch das Verlangen nach gekochten, üppigen Mahlzeiten - oder besser gesagt, nach Vollstopfen! ....
Wenn der Darm gereinigt wird, wird auch der Geist geläutert. Dann gibt es kein neidisches sich Sorgen mehr, was andere Leute alles essen "dürfen" ....
Schauen Sie bitte nicht darauf, was diese "berühmten" anderen Leute alles essen dürfen, denn jeder zahlt (irgendwann) seinen Preis!"

Urs Hochstrasser, erfolgreicher Küchenchef in 5-Sterne-Hotels rund um die Erde, aufgestiegen zum Generalmanager einer Hotelkette in Südafrika, heute in seiner School of Life Berater für natürliche Ernährung und Gesundheit, stolperte über den Satz: "Wenn ihr mit Gott kommunizieren wollt, dann müßt ihr aufhören zu rauchen und Alkohol zu trinken," eröffnete ein vegetarisches Restaurant, wurde als Küchenchef-Stellvertreter in der Bircher-Benner-Klinik tätig und erkannte dort die Leiden der Patienten als Rechnung der Mutter Natur für die gemachten Fehler in der Ernährung. Erneut reiste er um die Erde, diesmal auf der Suche nach der Wahrheit, nach Gott. Dabei traf er Mutter Natur als zuverlässigste Lehrmeisterin. In seinem Büchlein "Rohkost - die lebendige Nahrung" berichtet er darüber u.a. wie folgt:

> "Sie hat mir die Fragen, die ich als Kind hatte, beantwortet und sie antwortet mir auch heute noch. Als Zahlung dafür verlangt sie meine bedingungslose Liebe zu ihr und zu allem, was aus ihr hervorgeht. Denn sie besteht darauf, dass in all dem Gott zuhause ist. Sie verlangt von mir, dass ich nichts zerstöre, womit sie mich beschenkt, auch das nicht, was mir zur Nahrung dient, und dass ich mich an nichts vergreife und nichts in mich aufnehme, was nicht zu dem Teil gehört, der von ihr - als Natur - in mir selbst ist. Sie erwartet auch von mir, dass ich mir alle Zeit bewußt bin, dass auch ich aus ihr hervorgegangen und somit ein Tempel Gottes bin. Ich werde auch weiterhin alles daran setzen, ihre Forderungen erfüllen zu können."

Als ein Grundgesetz des Lebens nennt er:
"VON LEBEN KOMMT LEBEN, VON TOD KOMMT TOD."
Weiter liest man in seinem Büchlein mit 138 Rohkostrezepten:

> "Es ist also weder ein launischer Gott noch eine widersinnige Natur, die uns Leiden und Krankheiten bringen. Ebensowenig ist es ein unbekanntes Schicksal, das zufällig uns trifft, sondern es sind die Resultate unseres Fehlverhaltens. Jegliches Verfehlen gegen die natürlichen und kosmischen Gesetze, welche die Gesetze Gottes sind, hat niemand anders als derjenige zu verantworten, der es verursacht hat. Ihm wird die Rechnung für den

> Schaden, den er an seiner Mitschöpfung anrichtet, auch letztlich präsentiert werden. Man nennt dies die Göttliche Gerechtigkeit."

Außerdem erfährt man von ihm unter der Überschrift "Pflanzliche Nahrung" u.a.:

> "Ab ca. 42 ° bis 45 ° C stirbt das Leben in der Pflanze ab. Auch die Lichtenergie reduziert sich ab dieser Temperatur drastisch, und durch den Kochvorgang verlieren die Lebensmittel, d.h. Mittel zum Leben, über 85 % ihres Nährwertes. Die Mineralstoffe werden unlöslich und lagern sich in den Blutbahnen ab. Das durch die Erhitzung geronnene Eiweiß verschlackt und übersäuert das Blut. Damit ist der Nährboden für viele Krankheiten vorbereitet.
>
> Wäre die Natur sich dessen nicht bewußt, würde sie uns mit gekochter Nahrung beschenken."

Urs Hochstrasser ist auch Verfasser des Büchleins "Kinderernährung - lebendig & schmackhaft". In dem Vorwort zu diesem Büchlein heißt es u.a.:

> "Mit dieser Ernährungsmethode ermöglichen Sie Ihren Kindern einen Lebenseinstieg, welcher seinesgleichen in der heutigen schnellebigen, fast-food-orientierten Gesellschaft sucht.
>
> Dieses Buch zeigt Ihnen, welche Ernährung unseren Kindern die Aufbaustoffe, die Vitalität und die Energie liefert, die den heutigen hohen Anforderungen gerecht werden, und ihnen Tür und Tor öffnet, damit sie die vor ihnen stehenden Lebensaufgaben tatkräftig meistern können."

1999 erschien das Buch des 1970 als Sohn eines Arztehepaares geborenen amerikanischen Autors **David Wolfe** „The Sunfood Diet Success System". 2001 wurde es vom Goldmann-Verlag unter dem Titel „Die Sonnen-Diät – Ein vegetarisches Programm für Vitalität und Superfitneß" auf den Markt gebracht. Nachdem David Wolfe 1995 hundertprozentiger Rohkost-Vegetarier geworden war, hatte er zusammen mit Stephen Arlin und R.C. Dini unter der Bezeichnung „Nature's First Law", den weltgrößten Vertrieb von Büchern, Kassetten und Videos über Rohkosternährung gegründet. Bereits 1996 hatte er mit seinem Partner das Buch „Erstes Naturgesetz: Die Rohkost-Diät" geschrieben.
In seinem Buch „Sonnen-Diät" liest man im Kapitel über das Geheimnis der Sonnendiät u.a.:

> „Ich habe entdeckt, daß drei wesentliche Bestandteile zur Rohkosternährung (und in Wirklichkeit zu jeder Kostform) gehören, wenn es nicht zu Mangelerscheinungen kommen soll. Man kann andere Nahrungsmittel essen, aber diese drei Elemente gehören unbedingt zu einer ausgewogenen Ernährung. Bei jedem langfristigen, hundertprozentigen Rohköstler setzt sich die Ernährung aus drei Lebensmittel-Kategorien zusammen:
> Grünes Blattgemüse,
> süße Früchte,
> fetthaltige Lebensmittel ....
> Alle mir bekannten Rohköstler, die diesem Muster folgen, haben ein ungewöhnliches hohes Niveau von Gesundheit und geistiger Klarheit erwirkt ......

Für mich selbst habe ich festgestellt, daß sich süße Früchte als Hauptnahrung am Morgen, grünes Blattgemüse als Hauptnahrung am Mittag und fetthaltige Nahrungsmittel als Hauptnahrung am Abend eignen ....
Um unsere Intelligenz zu steigern, sollten wir natürliche Zuckernahrung essen, denn die Gehirnleistung ist vom Blutzucker abhängig ......
In der Ernährung sollte Zucker aus einer einzigen Hauptquelle stammen: Aus süßen Früchten mit Samenkernen ......
Fette aus roher Pflanzennahrung sind gut für die Schönheit. Sie bringen Haut und Haare zum Leuchten. Natürliche fetthaltige Lebensmittel enthalten Öle, welche die Schleimhäute und Gewebe im Körper schmieren .....
Ausgezeichnete Lebensmittel mit einem hohen Gehalt an naturbelassenen Pflanzenfetten und essentiellen Fettsäuren sind Avocados, Duriane, sonnengereifte Oliven, frische Kokosnüsse, Nüsse, Samen, Olivenöl und Öle aus Ölsaaten wie Flachs, Hanf, Borretsch, Sesam und Nachtkerze .....
Fetthaltige rohe Pflanzennahrung verlängert das Leben ....
Grüne Blattgemüse sind unsere wahre Eiweißnahrung, die unseren Körper aufbaut, denn sie enthalten Aminosäuren, die wir brauchen. Wahre Kraft und gutes „Baumaterial“ für den Körper stammen aus grünem Blattgemüse ......“

Bei David Wolfe kann man auch lesen:

„Das Gesetz der Natur ist Einfachheit an sich. Ein großartiges Axiom lautet: Sobald du kompliziert bist, bist du ineffektiv! Ein Hauptgrund für unseren Erfolg mit der Sonnendiät ist ihre unglaubliche Einfachheit. In einfachen Tatsachen liegt eine Poesie, eine kraftvolle Wahrheit ....
Wenn du natürliche Pflanzennahrung verzehrst, werden deine Instinkte stärker. Deine Intuition wird immer klarer und zuverlässiger – und die Entscheidungsfindung geschieht mühelos. Ich habe wirklich das Gefühl, seit Jahren keine schlechte Entscheidung mehr getroffen zu haben, denn ich folge jedes Mal meiner Intuition. Ich habe gelernt, daß meine Intuition das Einzige ist, das mich nicht täuscht ......
Das Kochen der Nahrung ist bei weitem die größte Verschwendung von Ressourcen auf dem Planeten Erde. In seinem Buch „Leben und Überleben – Kursbuch ins 21. Jahrhundert“ berichtet Victor Kulvinskas, daß durch Kochen 85 % des Nährwertes zerstört werden ....
Krankheit ist die Folge einer Energiekrise im Körper – der Körper hat nun nicht mehr genug Energie, um seine Integrität zu bewahren. Die Reinigung des Körpers durch ausgewogene Rohkosternährung steigert die Energieschwingung und stärkt so das Immunsystem.
Chronische Krankheit hat einen einzigen wahren Grund: Toxämie. Toxämie ist die Ansammlung von spirituellem, emotionalem,

> mentalem und materiellem Abfall, Schleim und verschiedenen Rückständen im Organismus.
> Der Versuch, Krankheit durch die Vernichtung von Keimen zu bekämpfen, ist eine Torheit. Keime gibt es überall; jederzeit, jeden Tag dringen sie in den Körper ein und verlassen ihn wieder. Im menschlichen Körper existieren sie in Symbiose nebeneinander. Nur in einem toxisch belasteten Körper werden die Keime gefährlich ......
> Wahre Therapie bedeutet, die inneren Heilkräfte jedes Menschen freizusetzen. Nicht die Krankheit muß gestoppt werden, sondern die Vergiftung unseres Körpers durch eine ungesunde Lebensweise ....“

In dem Vorwort seines Buches läßt David Wolfe seine Leser wissen, soweit er sich in seine Kindheit zurückerinnern könne, habe er das Gefühl gehabt, daß er eines Tages ein großes Geheimnis entdecken würde. Er ist überzeugt, dieses große Geheimnis in der von ihm propagierten „Sonnen-Diät“ gefunden zu haben. So teilt er auch im Vorwort seines Buches dem Leser sendungsbewußt mit:

> „Die Inhalte dieses Buches sind für alle Menschen bestimmt, ganz gleich, ob sie gesund, krank, neugierig oder auf der Suche sind, ob sie die nächst höhere Stufe erreichen wollen oder körperlich und spirituell Erfolg erstreben.
> Ich kann kaum in Worten ausdrücken, wie glücklich es mich macht, allen Menschen, die an persönlicher Entwicklung und Selbstver-

besserung interessiert sind, dieses Wissen mitzuteilen. Wenn Du Dir dieses Wissen zu Nutzen machst, gibst Du Deinem Leben seinen wahren Sinn und trägst gleichzeitig dazu bei, daß ich meine Lebensaufgabe – die Verbreitung der Sonnen-Diät (The Sunfood Diet Success System) in der Welt erfüllen kann."

An anderer Stelle liest man in seinem Buch:

> „Durch die Sonnen-Diät wirst Du Deinen Körper erneuern. Doch zunächst mußt Du Deine Gedanken läutern.
> Betrachte die weisen Worte von James Allen in seinem Klassiker „As You Think", wenn wir unser Denken nicht ändern, wird uns eine Änderung der Ernährungsweise nicht helfen. Wenn unsere Gedanken rein sind, verlangen wir kein unreines Essen mehr."

Schließlich erscheinen mir auch folgende Sätze aus seinem Buch zu dessen Vorstellung zitierenswert:

> „Entwickle Deinen Körper zu einem Empfangsgerät, durch das die kosmische Energie fließen kann. Wenn Du spürst, wie reine Intelligenz in Dich einströmt, werden Dich Wellen von Genialität erfassen. Folge diesen Intuitionen! Aus diesem Wissen kommen die Lösungen für all unsere Probleme. Jeder einzelne seiner göttlichen Strahlen ist ein Gedanke, der die Welt erleuchten kann."

Wer sich für die naturgemäße Ernährung des menschlichen Körpers, seine Vervollkommnung, die Vervollkommnung von Geist und Seele interessiert, sich auf diesen Weg begeben will, sollte nicht versäumen, sich das Buch von David Wolfe

„Die Sonnen-Diät" anzuschaffen und darin immer wieder zu lesen.

* * *

Nach dieser Reise von einem Protagonisten der menschengerechten Ernährung zum anderen und ausgewählten Ausschnitten dessen, was sie zu sagen hatten und haben, fragt man sich, warum die Menschen angesichts derartiger Erkenntnisse nicht umgehend der Vernunft und Wahrheit folgend zu der ihnen von der Schöpfung und den ewigen Gesetzen des Kosmos einzig und allein zugemessenen lebendigen Rohkost-Ernährung zurückkehren, um gesund und frei von Krankheiten ein langes Leben führen zu können. Die Antwort ist recht einfach: Zum ersten stehen dem die geballten, gigantischen, finanziellen Interessen der Landwirtschaft in ihrer jetzigen Form, der gesamten Nahrungsmittel- und Getränke-Industrie, sowie der Pharma-Industrie und des Gesundheitswesens, beginnend mit den Ärzten über die Krankenhäuser bis hin zu den Krankenkassen, entgegen. Diese sind an derartiger Aufklärung der krankheitsgeschwächten und krankheitsdurchseuchten Menschen - die ihnen keinen Profit bringt - nicht interessiert, wollen sie deshalb auch nicht und würden sie im Ernstfall heftigst bekämpfen. Zum zweiten ist der Mensch nicht nur ein träges Gewohnheitstier! Er kennt vielmehr keine größere Sucht als die nach der heute üblichen Nahrung. Diese ist mit jeglicher Raffinesse daraufhin ausgerichtet, seine Geruchs- und Geschmacksnerven zu betrügen, damit sie ihm immer vorzüglich schmeckt. Gleichzeitig betrügt sie den Körper des Menschen dadurch, daß sie ihm an lebendiger, für ihn geschaffener Nahrung das verweigert, was er braucht. Das heizt den Appetit und Hunger des Menschen fortgesetzt an mit der Folge, daß er durch diese Art der Nahrung seinen Körper mit der Zeit immer mehr seiner Immun- und Regenerationskraft beraubt und ihn durch die nicht verstoffwechselten Gifte anschwellen, dick und dicker werden läßt. Die dicken, wohlbeleibten, aber in Wahrheit geschwächten und total unterernährten Menschen stellen heute das Heer der von Krankheit durchseuchten, von Krankheitssymptomen der chronischen, degenerativen Krankheiten gezeichneten, leidenden und daran vorzeitig unter vielfachen Qualen sterbenden Menschen dar. Es geht ihnen wie dem süchtigen Raucher, der in Kenntnis des Risikos weiter raucht, eines Tages einen oder beide Unterschenkel durch Amputation zu verlieren oder möglicherweise einen unschönen Lungenkrebstod sterben zu müssen!

Als die Menschen während des Mittelalters zur Ehre Gottes die größten Kathedralen und Dome erbauten, das ewige Seelenheil des Menschen für diesen den wichtigsten Wert darstellte, verblieben dennoch die meisten Menschen bei einem Handeln, das mit den religiösen Geboten nicht in Einklang stand, das der Erlangung des ewigen Seelenheils für sie auch erkennbar entgegenstand. Wird heute die körperliche Gesundheit als höchster Wert des Menschen geradezu vergötzt, so praktiziert doch das Gros der Menschheit - sei es aus Gründen liebgewonnener Gewohnheiten, sei

es aus Gründen irregeleiteter Genußsucht - ein Verhalten, das auch bezüglich der Auswahl der Nahrungsmittel in keinerlei Einklang damit steht, was geeignet ist, den Körper des Menschen gesund und frei von Krankheiten zu halten bzw. ihn nach Eintritt von Krankheiten wieder von diesen auf schnellstem Wege zu befreien.
Wer an Gott und den Teufel glaubt, dem erschließt sich unschwer die Erkenntnis, daß es dem Teufel mit Hilfe der hinsichtlich ihrer Ernährung völlig irregeleiteten Menschheit gelungen ist, diese und den Planeten Erde in Leiden, Qualen und vorzeitigem Tod total zu beherrschen!
Schließlich ist Unwissenheit Trumpf und wie immer Quelle und Ursache menschlicher Leiden. Leicht ist es in der heutigen Zeit, sich die Frage zu beantworten, wer derjenige ist oder wer diejenigen sind und wessen Interessen sie dienen, die die Menschen in dieser für ihr Wohl so ungeheuer wichtigen Frage in der Gefangenschaft ihrer Unwissenheit halten, sie leiden, sich quälen und vorzeitig sterben lassen!
So wie in allen Bereichen regiert der von irregeleiteter Genußsucht geprägte Zeitgeist auch im Bereich der praktizierten, traditionellen menschlichen Ernährung. Diese ist ja bereits Tausende von Jahren alt, wurde und wird im Laufe dieser Zeit immer mehr entartet! Man sagt, dass die Sprache oft klüger sei als der, der sich ihrer bedient. Das zeigt an dieser Stelle auch oft die gedankenlose und leicht dahin gesprochene Bedeutung des Wortes "entartet", mit welchem der letzte Satz schloß. In der Tat: Die Menschheit ist bezüglich ihrer Ernährung vollständig entartet! Diese Entar-

tung bezahlt sie mit höchst bedrückenden, unermeßliche Leiden und Schmerzen verursachenden Krankheiten, die zu all dem das Leben verkürzen, zumeist wesentlich verkürzen!
Deshalb werden wir alle nicht im entferntesten das künftige "goldene" Zeitalter erreichen, in welchem es aufgrund dieser Erkenntnisse und wahren Fortschrittes der Menschheit auf der Erde keine Schlachthäuser mehr gibt, die gesamte heutige Nahrungsmittel-Industrie längst Geschichte geworden ist, anstelle von Viehweiden und Kornfeldern Obstbaum- und Nußbaumgärten und Gemüsefelder wachsen, blühen und fruchten, kein Mensch auf der Erde mehr hungern muß. Aggressivität, Mord oder Totschlag und Kriege werden dann einer fernen Vergangenheit angehören, in denen die Menschen noch Tiere töteten und sich von gebratenen und gekochten Tierkadavern und Fischen, Körnern, Milch und ihren Produkten, den mehr oder weniger künstlichen, in jedem Falle aber toten und wertlosen Produkten der heutigen Nahrungs- und Getränkemittel-Industrie ernährten und die Schulmedizin glaubte, der Schöpfung Gottes mit Produkten der Pharma-Industrie, pp, Nachhilfeunterricht erteilen zu müssen!
Aber sicherlich ist es niemandem verwehrt, für sich in eigener Person diese noch bzw. wieder vor uns liegende Zeit eines neuen "goldenen" Zeitalters mit der dafür erforderlichen Intelligenz-, Willens- und Charakterstärke vorwegzunehmen mit der Folge, aufgrund seines gereinigten und vitalisierten Körpers stets gesund und ohne Krankheiten in bester geistiger und körperlicher Verfas-

sung ein hohes Lebensalter zu erreichen, eben jenes, welches seinem Körper auf dieser Erde in diesem Leben in Gottes vollkommener Schöpfung in Wahrheit zugemessen ist.
Dabei darf nie vergessen werden, daß alle Rohkost aus ökologischem Anbau stammen sollte: Denn auf ausgelaugten, mit Kunstdünger bearbeiteten Böden weisen die Früchte und Gemüse immer weniger Mineralien aus, sind in den letzten fünfzig Jahren etwa um 60 % (!) zurückgegangen. Fungizide, Insektizide und Pestizide vergiften Früchte und Pflanzen, Pestizide wirken im Verdauungstrakt als „Vitaminfresser". Sie bilden freie Radikale und damit die Ursache für Krankheiten und vorzeitiges Altern. Der Vitamin-C-Gehalt von Äpfeln soll in nur elf Jahren um 80 % abgenommen haben. Als Trost bleibt: Ökologisch angebautes Obst und Gemüse wird heute bereits in zahlreichen Supermärkten angeboten.
Dass dafür als weitere Voraussetzungen erforderlich sind: Saubere Luft zum Atmen, klares Wasser zum Trinken, Sonnenlicht, ausreichende Bewegung des Körpers, die zutreffende Nahrung für Geist und Seele, sowie deren Harmonie mit dem Körper, bedarf in diesem Zusammenhang weiterer Ausführungen nicht. Das ist jedermann hinreichend bekannt.
Oder vielleicht doch nicht? Was heißt in diesem Zusammenhang „sauberes, klares Wasser zum Trinken? Wurde im Garten Eden in vorbiblischen Zeiten getrunken und wenn ja, was? Enthalten ist klares, sauberes Wasser sicherlich in ausreichendem Maß in Obst und Gemüse. Wasser, das sauberer und gesünder ist als dieses, gibt es schlech-

terdings wohl kaum. Ich kenne einen pensionierten Marineoffizier, der nach Kenntnisnahme dessen, was Helmut Wandmaker lehrt, ausschließlich von Obst, Gemüse, Wildkräutern, Trockenfrüchten und Nüssen lebt, der darüber hinaus seit über 12 Jahren kein Wasser mehr getrunken hat und dennoch – oder auch gerade deswegen – mühelos Marathon läuft, Bilder malt, Gedichte verfaßt, vor Gedankenkraft sprüht und Bücher schreibt, sowie völlig frei stundenlange Vorträge hält. Wer einem derartig einsamen Höhenweg nicht folgen will, sollte allerdings folgendes wissen: Alle industriell hergestellten Getränke sind kein klares, sauberes Wasser. Das in Deutschland so vielfältig konsumierte Mineralwasser enthält anorganische Mineralien. Diese können von Pflanzen und Bäumen jeder Art, nicht jedoch vom menschlichen Körper verstoffwechselt werden, der ausschließlich organische Mineralien zum Leben benötigt. Leitungswasser, geschweige denn fluoridiertes, gechlortes oder jodiertes Wasser ist im Sinne der Schöpfung kein klares, sauberes Wasser, viel eher meidenswertes Gift! In diesem Zusammenhang sei erinnert an das Buch des 116 Jahre alt gewordenen **Dr. Norman W. Walker** „Wasser kann Ihre Gesundheit zerstören!". Im Kapitel 2 dieses Büchleins liest man u.a.:

> „Wasser, das aus nichts anderem besteht als Wasserstoff und Sauerstoff, ist reines Wasser. Das ist das einzige Wasser, das vom Blut und der Lymphe bei ihrer Arbeit verwendet werden kann. Blut und Lymphe benötigen reines Wasser für ihre Arbeit. **Destilliertes Wasser ist das reinste Wasser, das es gibt.** Egal, wel-

che Mineralstoffe und sonstigen chemischen Elemente auch im Wasser sind, alle werden durch den Zerlegungsprozeß in der Leber ausgesondert und entweder in den Blutkreislauf gegeben oder als Reserve gelagert. Die Leber hat keine Wahl, festzulegen, ob irgendeine Substanz, die zu ihr kommt, „lebendig" oder inaktiv ist, ob sie nützlich oder schädlich ist.

Als „normales" oder „natürliches" Wasser können wir all das Wasser bezeichnen bzw. klassifizieren, das aus Quellen, Brunnen, Flüssen und Seen und aus der Wasserleitung kommt. Dieses Wasser ist aber verunreinigt mit Mineralstoffen, die aus dem Kontakt mit der Erde, dem Boden, dem Gestein und den Wasserleitungen herrühren ....

Destilliertes Wasser wäscht abgelagerte anorganische Mineralien aus dem Körper. Destilliertes Wasser besitzt die besondere Eigenschaft eines Magneten. Es kann abgelagerte Mineralien aufnehmen und sie mit Hilfe des Blutes und der Lymphe zu den Nieren transportieren, wo sie aus dem Körper ausgeschieden werden.

Diese Art der Ausscheidung von Mineralien wird irrtümlicherweise als „auslaugen" bezeichnet. Die Behauptung, daß destilliertes Wasser Mineralien aus dem Körper herauslaugt, ist ganz und gar falsch. Destilliertes Wasser laugt keine Mineralien aus dem Körper, sondern es sammelt und entfernt die Mineralstoffe, die von den Zellen des Körpers zurückgewiesen wurden und als belastende

Abfallstoffe abgelagert wurden, die man auch als „Dreck" bezeichnen kann, der die Funktionen des Körpers behindert ....

Destilliertes Wasser fegt Kalkablagerungen aus! Es gibt kein Wasser oder irgendeine andere Flüssigkeit, die Mineralien aus den Zellen und Geweben des Körpers „auslaugen" kann, sobald die Mineralien als organische Elemente integrierte Teile des Körpers geworden sind. Nur anorganische Mineralstoffe werden von den Zellen und Geweben des Körpers zurückgewiesen. Anorganische Mineralstoffe können Verstopfungen in den Arterien oder noch gefährlichere Schäden hervorrufen, wenn sie nicht ausgeschieden werden. Diese Mineralstoffe müssen entfernt werden, und das ist gerade mit destilliertem Wasser gut möglich.

Welche Mineralien benötigt der Körper? Die Natur hat nicht vorgesehen, daß wir uns Mineralstoffe, die unser Körper braucht, durch das Trinken von „natürlichem" Wasser beschaffen. Die Mineralien, die unsere Körperzellen für Aufbauzwecke benötigen, kommen aus natürlicher, roher Nahrung. Die einzig **lebendige Kost** ist eine Kost, die alle Enzyme und alle anderen Vitalstoffe für die Ernährung des Menschen enthält, und das sind frisches, rohes Gemüse, Salate, Früchte, Kräuter, Nüsse und Samen, die in der freien Natur Sonnenenergie aufgenommen haben und auch als **Sonnenkost** bezeichnet werden kann."

In den folgenden Kapiteln befaßt sich Dr. Walker damit, was mit den Mineralien im Wasser geschieht, mit dem Aufbau des menschlichen Körpers, organischen und anorganischen Mineralien, damit, daß normales Wasser das Blut belastet, Mineralstoffe sich gefährlich ansammeln können und Wasser, Mensch und Tier schon immer gefährdet hat, Chlor und tierisches Fett zur Arteriosklerose führen usw., usw.

Im Schlußwort dieses Buches führt Dr. Walker u.a. aus:

> „Während der letzten 60 Jahrhunderte und mehr haben Millionen von Menschen das Wasser getrunken, das gerade verfügbar war und sie sind nicht sofort daran gestorben.
>
> Nichtsdestoweniger kann man nicht mehr feststellen, wie viele Millionen Menschen unsagbares Leid zu erleiden hatten und vorzeitig dadurch gealtert sind, daß sich ihre Venen und Arterien verstopften, ohne daß ihr Tod als Resultat der lebenslangen Ansammlung von anorganischem Kalzium diagnostiziert wurde. Dieses Kalzium war enthalten in dem natürlichen Wasser, das als Getränk verwendet wurde ....
>
> Man soll kein natürliches Wasser verwenden, sondern dampfdestilliertes Wasser zum Trinken und für die Nahrungszubereitung verwenden.
>
> Genau dies haben wir hier, meine Familie und ich, seitdem mit augenscheinlichem Erfolg getan ....
>
> Sie sind ein freier Mensch und Sie allein haben die Wahl zu treffen, ob Sie natürliches

oder destilliertes Wasser trinken wollen. Letzten Endes ist es Ihr Leben, was Sie zu leben haben. Sie allein können wählen, was Sie tun oder lassen wollen. Sie entscheiden, ob Sie gesund oder krank werden, ob Sie ein langes, glückliches, kraftvolles, vitales, interessantes Leben führen oder ob Sie im Zustand einer mäßigen oder ausreichenden Existenz für einige kurze Jahre leben wollen, die dann in einem vorzeitigen, nutzlosen Alterszustand gipfelt."

Dr. Paul C. und Patricia Bragg sind auch Verfasser u.a. des Buches „The Shocking Truth about Water", 1995 erschienen im Goldmann-Verlag als vollständige Taschenbuchausgabe unter dem Titel „Wasser – Das größte Gesundheitsgeheimnis". Den Inhalt dieses Buches sollte man sich unter keinen Umständen entgehen lassen, wenn man die Frage, welches Wasser für den menschlichen Körper gesund ist, für sich selbst prüfen und beantworten will. In der Einleitung liest man u.a.:

> „Menschen, die die richtigen Flüssigkeiten in den richtigen Mengen trinken (dampfdestilliertes Wasser, frisches Obst und Gemüse und deren Säfte), haben einen besseren Kreislauf. Dies ist äußerst wichtig für eine gute Gesundheit und ein langes Leben.
>
> Meiner Meinung trägt reines Wasser dazu bei, die geistigen Kräfte und die Fähigkeiten des Gehirns zu verbessern. Ich bin überzeugt, daß man dadurch besser denken kann. Ein Mensch hat 15 Milliarden Gehirnzellen, die zu 70 % aus Wasser bestehen."

In seinem Kapitel über die Verhärtung der Arterien (Arterienverkalkung) schildert Dr. Bragg, wie er in seiner Jugend mit seinen Eltern in Virginia Kalksteinhöhlen besichtigte:

> „Dort sah ich, wie durch Tropfen um Tropfen durch das mit Kalk gesättigte Wasser sich die Stalaktiten mit Stalagmiten über lange Zeiträume hinweg gebildet haben. Hier waren langsam aus anorganischen Mineralien riesige Gebilde gewachsen, durch einen Tropfen nach dem anderen. Dies ist genau der gleiche Vorgang, der innerhalb unseres Körpers stattfindet, und zwar durch das Kalziumkarbonat und die anderen anorganischen Mineralien, die überall in unserem Trinkwasser vorhanden sind. Wußten Sie, daß Kalziumkarbonat oder Kalk der wichtigste Bestandteil bei der Herstellung von Zement oder Beton ist? ....
> Arteriosklerose (Verhärtung der Arterien) ist die häufigste Todesursache unter all den Krankheiten, die Herz, Gehirn, Ohren und Nieren betreffen ....
> Blockieren und verhärten Sie Ihre Arterien nicht mit anorganischen Mineralien und schädlichen Kristallen aus einer falschen Ernährung! ....
> Die Ärzte nennen diese Degeneration der Arterien „Arteriosklerose". Die meisten Menschen sind der Meinung, daß dies eine natürliche Folge des Älterwerdens sei. Das ist „Herdendenken" oder klarer gesagt „Nichtdenken!" Jedoch nur wenige stellen diesen uralten Aberglauben in Frage, und so nehmen die meisten es als Tatsache hin, daß man

mit Arteriosklerose und Senilität in den letzten Jahren seines Daseins leben muß. Die besten Ärzte müssen aussagen, daß es keine bisher bekannten Kuren zur Heilung gibt, sobald die Verhärtung der Arterien stattgefunden hat."

Unter der Überschrift „Gehirne, die sich in Stein verwandeln", liest man u.a.:

„Anorganische Mineralien plus Cholesterin und Kochsalz (Natriumchlorid) verursachen den größten Schaden bei den kleinen Arterien und anderen Blutgefäßen im Gehirn .....

Es kann jedoch ausdrücklich festgestellt werden, daß es auf dieser Welt keine Technik gibt, die einem menschlichen Gehirn das Leben zurückgibt, nachdem es sich in Stein verwandelt hat.

Was ist vorzeitiges Altern und Senilität anderes, als daß das Gehirn langsam versteinert? Im Volksmund sprechen wir ja auch von einem verkalkten Gehirn bei älteren Menschen. Besuchen Sie einmal die Heilstätten und Altersheime und sehen Sie mit eigenen Augen die Menschen an, die nicht mehr denken oder überlegen können! Viele erkennen nicht einmal ihre eigenen Kinder und Anverwandten wieder. Alle Fähigkeiten des Denkens sind verschwunden. Sie haben keine Gewalt mehr über ihre Ausscheidungsorgane. Windeln für Erwachsene müssen ihnen angelegt werden. Viele müssen gefüttert werden. Alle Fähigkeiten des Gehirns zum Reagieren sind nicht mehr vorhanden. Die Augen starren leer in den Raum. Es sind praktisch schon Tote, die nur noch darauf warten, begraben zu werden. Diese Menschen sind ein jammervoller Anblick. Sie sind die einsamsten auf der Welt. Dieses Ende folgt nach exaktem Muster bei den meisten alten Menschen. Viele Menschen werden nur vor dieser Tragödie bewahrt, weil sie schon früher sterben, ehe die chemischen Abläufe des Körpers Zeit genug hatten, ihr Gehirn zu versteinern.

Eine Verhärtung der Arterien und eine Verkalkung der Blutgefäße beginnt schon am Tage der Geburt, da wir von dem Moment an beginnen, anorganische Chemikalien unserem Körper zuzuführen."

Im weiteren Verlauf seines hochinteressanten Buches rät Dr. Bragg, kein Mineralwasser zu trinken, sondern immer daran zu denken, daß der Körper anorganische Mineralien nicht verarbeiten kann. Im weiteren Verlauf rät er nur dampfdestilliertes Wasser zu trinken und begründet dies u.a. wie folgt:

„In unserer heutigen verschmutzten und vergifteten Welt ist dampfdestilliertes Wasser das sauberste Wasser in der Welt wie früher das Regenwasser. Leider ist Regenwasser heute durch Abgase aus Autos, Fabriken und Kraftwerken stark belastet mit Schadstoffen. Dampfdestilliertes Wasser enthält keine festen Bestandteile irgend welcher Art. Es besteht nur aus Wasserstoff und Sauerstoff. Es enthält auch keine Mineralien, weder organische noch anorganische. Es kann als Trinkwasser und zum Kochen benutzt werden. Auch kann es für elektrische Dampfbügeleisen und Batterien verwendet werden. Wenn dampfdestilliertes Wasser in den Körper geht, so hinterläßt es keinen Rückstand irgend welcher Art. Es ist frei von Salz und Natrium. Es ist das vollkommene Wasser für ein gesundes Funktionieren der großen Körperfilter, der Nieren.

Es ist eine perfekte Flüssigkeit für das Blut. Es ist die ideale Flüssigkeit für ein wirkungsvolles Funktionieren der Lungen, des Magens, der Leber und anderer wichtiger Organe."

Zum Ende seines Buches führt er unter der Überschrift „Meine Voraussage" u.a. folgendes aus:

„Ich habe schon ein langes Leben gelebt. In dieser Zeit habe ich meine Verwandten, meine persönlichen Freunde und auch einige sehr liebe Tiere an Verkalkung sterben sehen. Ich glaube, daß ich mit meiner Theorie über die Gefährlichkeit des mit anorganischen Mineralien angereicherten Wassers der Zeit 100 Jahre voraus bin. Irgendwann wird die Menschheit die Gefahren des normalen Wassers erkennen. Dann wird alles Wasser, das in den Wohnungen verbraucht wird, nur dampfdestilliertes Wasser sein. Das wird der größte Fortschritt hinsichtlich der Gesundheit sein, den die Menschheit je erreicht hat.

Es ist egal, wie sehr ein Mensch seine Eßgewohnheiten überwacht, es ist egal, wieviel Obst- und Gemüsesaft er trinkt, es ist egal, ob er eine Diät mit Rohkost durchführt oder eine vegetarische Ernährung hat oder ob er eine sog. wissenschaftliche Diät berücksichtigt, solange er weiterhin Wasser aus Quellen, Brunnen, Flüssen oder Seen trinkt, ist er dabei, sich zu einem Fossil zu machen.

In den vergangenen 60 Jahren habe ich alle großen Spezialisten auf dem Gebiet der Ernährung, Naturheilmethoden usw. kennengelernt, aber sie alle tranken das todbringende, mit anorganischen Mineralien versetzte Wasser – nur sehr wenige von ihnen erreichten ein hohes Alter!

Das Gleiche war bei den großen Sportlern der letzten 60 Jahre. Sie hatten ihre Sonnentage, tranken das tödliche anorganische Mineralwasser und starben im selben Alter wie Nichtsportler ....

Der Mensch ist so alt, wie seine Arterien sind. An dieser Feststellung kommt man in keiner Weise vorbei."

Gerne und auch an dieser Stelle zitiert Dr. Bragg den römischen Kaiser Marcus Aurelius:

„Wenn jemand mich davon überzeugen kann, daß ich nicht richtig denke oder handele, so werde ich mich gerne ändern, denn ich suche die Wahrheit. Aber derjenige ist schädlich, der in seiner Dummheit beharrt."

Gestützt auf die Erkenntnis, daß reines Wasser die Grundlage allen Lebens ist, hat **Dieter R. Baumgart**, geboren 1944, in seinem Büchlein „Unser täglich Wasser" wertvolle Tips zur Reinigung des Trinkwassers gegeben. Seinem Büchlein kann man entnehmen, daß im Gegensatz zur Umkehr-Osmose die Dampfdestillation das höchste Maß an Wasserreinigung gewährleistet, da mit dieser die Schadstoffreduktion bis zu 99 % beträgt. Auch sei der Anschaffungspreis gegenüber den Um-

kehr-Osmose-Systemen geringer, und es sei keinerlei Installation bei Dampfdestillationsgeräten erforderlich.
Im Kapitel über gesundheitliche Aspekte reinen Wassers führt er u.a. aus:

> „Der Wissenschaft ist längst klar geworden, daß je reiner (sauberer) unser Trinkwasser ist, desto größer sind die Möglichkeiten der Schadstoffablagerungsauflösung und des Transportes dieser aufgelösten Schlacken zu den „Ausgängen".
>
> Vereinfacht und sinnbildlich ausgedrückt, kann ein mit Schadstoffen angereichertes Wasser mit einem voll beladenen Schiff verglichen werden: Ein weiteres Beladen ist nicht mehr möglich und würde das Sinken des Schiffes verursachen.
>
> Ähnlich ist es auch mit unserem Trinkwasser. Ist es bereits „voll beladen", also mit Schadstoffen angereichert, kann es keine andere Stoffe mehr aufnehmen, sondern muß zuerst Platz schaffen, indem es die Schadstoffe entlädt. Diese Schadstoffe werden bei Überladung in unseren Organen oder an anderen Stellen im Körper abgelagert und tragen damit je nach Häufigkeit und Menge der Schadstoffablagerungen früher oder später zu den sogenannten Zivilisationskrankheiten bei.
>
> Sauberes, nicht verunreinigtes und belastetes Wasser hat den großen Vorteil, solche Schadstoffansammlungen langfristig abzubauen und zu den „Ausgängen" zu transportieren."

Wußten Sie, daß ein Mensch im Laufe seines Lebens mit dem von ihm getrunkenen Leitungswasser so viel Kalk und anorganische Mineralien aufnimmt, daß man daraus eine große kompakte Säule von der Größe des Menschen herstellen könnte? Wissen Sie, daß von diesen Ballaststoffen auch normalen Leitungswassers zwar der größte Teil aus dem Körper wieder ausgeschieden wird, ein nicht ausscheidbarer Rest jedoch verbleibt und im Körper auch an den inneren Wänden der Adern abgelagert wird und so auf Dauer die Adern, insbesondere die feinsten Kapillaren, insbesondere auch im Gehirn verstopft und versteinert? Haben Sie einmal ein im Haus verlegtes, aufgeschnittenes Wasserrohr gesehen mit den darin an den Wänden abgelagerten Kalk und Mineralien? Destilliertes Wasser besitzt die Sauberkeit von Regenwasser aus früher Vorzeit, als die Atmosphäre noch nicht durch die Ausdünstungen der Haustiere, den ausgestoßenen Schadstoffen der Industrie und des Verkehrs verschmutzt war. Wußten Sie, daß die Marineangehörigen der US-Streitkräfte seit Jahrzehnten destilliertes Wasser trinken, destilliertes Wasser in amerikanischen Supermärkten zum Trinkgebrauch angeboten wird?

Kehren wir aber noch einmal zurück zu dem Buch der Dres. Paul und Patricia Bragg „Wasser – Das größte Gesundheitsgeheimnis". Weiterhin zum Ende des Buches raten sie u.a.:

> „Trinken Sie kein Wasser, das Chemikalien und anorganische Mineralien enthält! Essen Sie keine Lebensmittel, die Sie nicht essen sollten! Seien Sie stärker als Ihr körperliches Verlangen! Geben Sie keiner Versuchung nach!

Sehr bald werden Sie feststellen, daß das Verlangen verschwindet. Der wirklich gesunde Mensch ist immer in der Lage, sich zu beherrschen. Der größte Triumpf ist der Sieg über sich selbst.

Haben Sie keine Angst davor, als „komischer Kauz“ oder als „Sonderling“ bezeichnet zu werden, weil Sie richtig leben wollen, indem Sie Ihre Eß- und Trinkgewohnheiten ändern. Wahrscheinlich gab es nie eine neue Idee, die der Menschheit Segen brachte, die nicht zunächst lächerlich gemacht worden ist. **Sie können sich immer daran erinnern, daß Sie folgende gute Gründe haben, um bei Ihrem Gesundheitsprogramm zu bleiben:**

- Ihr gesunder Menschenverstand, der Ihnen sagt, daß Sie richtig handeln,
- Ihr Ziel, Ihre Gesundheit zu verbessern und
- Ihr Leben zu verlängern,
- Ihr Entschluß, Krankheiten zu verhüten, um das Leben besser genießen zu können,
- werden Sie ein Lebenskünstler und Sie bleiben jugendfrisch in jedem Alter und
- Sie werden Ihre geistigen und körperlichen Fähigkeiten behalten und frisch, munter, aktiv und nützlich sein, weit über die normale Spanne der Tage hinaus!“

Erneut möchte ich nochmals und abschließend unterstreichen: Gottes Schöpfung ist vollkommen, vollkommen wie Gott selbst vollkommen ist. Vollkommen sind die Gesetze und Kräfte der Natur – gleich ob unserem Auge sichtbar oder unsichtbar, unserem Erkenntnisvermögen oder Verstand zugänglich oder nicht – die alles erschaffen und bewegen, alles Leben erschaffen und wieder vergehen lassen. Steine (Kristalle), Pflanzen und Tiere werden in ihrer Entstehung, Ernährung, Existenz, Ihrem Verhalten und Ihrem Vergehen insgesamt der natürlichen, kosmischen Ordnung gerecht. Sie sind damit und deswegen vollkommen. Sie leben und werden gelebt gemäß den ihnen zugemessenen Verhaltensmustern. Sie fallen nicht aus den ihnen von der Natur in Existenz und Verhaltensweisen zugemessenen Verhaltensmustern heraus. Wie die Natur selbst sind sie vollkommen, sind sie heil. Gottes Schöpferkraft und Liebe, Gottes Energie und Wille durchdringen und ordnen sie zeit ihres Lebens, dauernd und vollständig wie die gesamte Schöpfung. Einzig der Mensch – als Krone der Schöpfung auf dieser Erde – besitzt die Freiheit, zu entscheiden gemäß seiner natürlichen – von Gott gegebenen – Bestimmung, sich zu erhalten und zu leben oder aber dagegen. Denn ihm allein ist die Erkenntnis gegeben, zu unterscheiden zwischen Gut und Böse, richtig und falsch und damit zwischen natürlich und unnatürlich. Denn alles sonst in der Schöpfung Gottes existiert und lebt jenseits von Gut und Böse, richtig und falsch, existiert, lebt und vergeht gemäß der Schöpfung Gottes, nur natürlich, nur gut!

> „Und Gott sah an alles, was er gemacht hatte, und siehe da, es war sehr gut." (1. Mose, 1,31).

An jedem Menschen selbst liegt es daher, ob er gegen seine natürliche Bestimmung und damit gegen seine wahre Natur und damit gegen Gott und die Gesetze Seiner Schöpfung leben will, oder ob er Gottes Schöpfung als Sein Geschöpf respektieren und damit den Geboten Gottes, den Gesetzen der natürlichen Ordnung folgen will, sich gut und richtig erhalten, leben und handeln will oder nicht.

Damit liegt es letztendlich an jedem einzelnen Menschen selbst, ob er heil und gesund leben und das ihm von der Natur zugemessene hohe Alter erreichen oder ob er als kranker Mensch leiden, die gewaltige Nahrungsmittel-, Pharma- und Krankheitsindustrie mit in Schwung halten und nicht an Altersschwäche sondern vor der ihm zugemessenen Zeit an Krankheit sterben will.

Benutzte und zitierte Literatur:

Sri Yukteswar: „Die heilige Wissenschaft"

Gustav Schlickeysen: „Obst und Brot - Die wissenschaftliche Diätik des Menschen"

„Blut oder Frucht - Die Erlösung des Menschen und seine Versöhnung mit sich, der Natur und Gott"

Dr. John H. Tilden: „Mit Toxämie fangen alle Krankheiten an"

Dr. Herbert M. Shelton: „Richtige Ernährung mit natürlicher Nahrung"

Arshavir Ter Hovannessian=ATERHOV: „Unsere natürliche Nahrung ROHKOST"

T.C. Fry: „Dynamische Gesundheit - Einführung in die natürliche Gesundheitslehre"

Prof. Arnold Ehret: „Vom kranken zum gesunden Menschen durch Fasten"

„Die schleimfreie Heilkost"

Dr. Max Bircher-Benner: „Mein Testament - Vom Werden des neuen Arztes"

Are Waerland: „Befreiung aus dem Hexenkessel der Krankheiten"

„Der Weg zu einer neuen Menschheit - Eine Gesamtschau des Gesundheitsproblems"

Dr. Max Gerson: „Eine Krebs-Therapie - Fünfzig geheilte Krebsfälle"

Rudolf Breuß: „Krebs, Leukämie und andere scheinbar unheilbare Krankheiten mit natürlichen Mitteln heilen"
Dres. P.u.P. Bragg: "Ernährung ohne Schadstoffe"
Prof. Werner Kollath: „Die Ordnung unserer Nahrung"
Walter Sommer: „Das Urgesetz der natürlichen Ernährung"
Dr. med. Karl Suter: „Länger leben ohne zu altern"
Dr. Norman Walker: „Auch Sie können wieder jünger werden"
„Frische Frucht- und Gemüsesäfte"
„Täglich frische Salate erhalten ihre Gesundheit"
„Natürliche Gewichtskontrolle"
„Darmgesundheit ohne Verstopfung"
„Zurück aufs Land"
„Strahlende Gesundheit"
Ernst Günter: „Lebendige Nahrung"
„Gesundheit auch für Dich"
Dr. M.O. Bruker: „Unsere Nahrung - Unser Schicksal"
Dr. Michael T. Murray„Das neue Saftbuch"
Jay Kordich: „Fit durch Säfte - Schlank, gesund und leistungsfähig mit frisch gepreßten Obst- und Gemüsesäften"
Helmut Wandmaker: „Willst Du gesund sein? Vergiß den Kochtopf!"
„dick + krank oder schlank + gesund"
„Rohkost statt Feuerkost"
Franz Konz: „Der große Gesundheits-Konz"

Harvey und Marilyn Diamond: “Fit für's Leben", Bd. I und II
Marilyn Diamond: „Neue Eßkultur mit Sonnen-Kost"
Mahatma Gandhi: „Wer den Weg der Wahrheit geht, stolpert nicht - Worte an einen Freund"
Barbara Simonsohn: „Papaya - Heilen mit der Wunderfrucht"
„Die sagenhafte Heilkraft der Ananas“
„Die Heilkraft der Afa-Alge“
Guy Claude Burger: „Die Rohkost-Therapie, Geheimnisse der Instincto-Therapie"
Helmut Schimanski. „Ich mag es gesund“
John Robbins: „Ernährung für ein neues Jahrtausend"
Jean Carper: „Jungbrunnen Nahrung"
Viktoras Kulvinskas: „Leben und Überleben - Kursbuch ins 21. Jahrhundet"
Dr. Gabriel Cousens: „Ganzheitliche Ernährung und ihre spirituelle Dimension"
„Bewußt essen" in 4 Einzelbänden
Gregor Wilz: „Die vegetarische Rohkost - Heilnahrung für Körper, Seele und Geist"
Christian Opitz: „Ernährung für Mensch und Erde - Grundlagen einer neuen Ethik des Essens"
„Der Weg des direkten Erwachens“
Patrick Geryl: „Topfit mit Sonnenkost - Richtige Ernährung für Sportler"
Erwin Kaussner: „High Energy für Champions - Sporternährung in neuer Sicht bringt Ihnen Erfolg in allen Sportarten!"
Robert Leben: „Lebendige Nahrung"

Urs Hochstrasser: „Rohkost - die lebendige Nahrung"
„Kinderernährung - lebendig & schmackhaft"
David Wolfe: „Die Sonnen-Diät – Ein vegetarisches Programm für Vitalität und Superfitneß“
Dr. Norman Walker: „Wasser kann Ihre Gesundheit zerstören“
Dres. Bragg: „Wasser – Das größte Gesundheitsgeheimnis“
Dieter R. Baumgart: „Unser täglich Wasser“

Inhaltsverzeichnis zitierter Autoren:

Dank:

Abschließend danke ich meiner lieben Frau Bärbel, die nach Erkennen dieser Wahrheit den Rohkostweg unbeirrt mitgegangen, seine faszinierenden Vorteile mit mir gemeinsam erlebt und mir bei der Erstellung dieser Schrift geholfen hat. Gleichzeitig danke ich meinen Söhnen und Sozien Boris und Markus in der Anwaltssozietät Meinecke & Meinecke in Köln, die mir die Freiheit ermöglicht haben, dieses wegweisende Plädoyer zu schreiben.